# 口腔组织病理学
# 实验教程

总主编　叶　玲

主　编　汤亚玲

副主编　吴兰雁　韩　琪

编　者　（以姓氏笔画为序）

汤亚玲　四川大学华西口腔医学院
李　茂　四川大学华西口腔医学院
吴兰雁　四川大学华西口腔医学院
蒋鸿杰　四川大学华西口腔医学院
韩　琪　四川大学华西口腔医学院

人民卫生出版社
·北　京·

**图书在版编目（CIP）数据**

口腔组织病理学实验教程 / 汤亚玲主编 . —北京：
人民卫生出版社，2023.10
ISBN 978-7-117-35420-2

Ⅰ. ①口⋯　Ⅱ. ①汤⋯　Ⅲ. ①口腔科学–病理组织学
–实验–医学院校–教材　Ⅳ. ①R780.2-33

中国国家版本馆 CIP 数据核字（2023）第 191231 号

| 人卫智网 | www.ipmph.com | 医学教育、学术、考试、健康，购书智慧智能综合服务平台 |
| 人卫官网 | www.pmph.com | 人卫官方资讯发布平台 |

## 口腔组织病理学实验教程
Kouqiang Zuzhi Binglixue Shiyan Jiaocheng

主　　编：汤亚玲
出版发行：人民卫生出版社（中继线 010-59780011）
地　　址：北京市朝阳区潘家园南里 19 号
邮　　编：100021
E - mail：pmph @ pmph.com
购书热线：010-59787592　010-59787584　010-65264830
印　　刷：天津市光明印务有限公司
经　　销：新华书店
开　　本：787 × 1092　1/16　　印张：10
字　　数：174 千字
版　　次：2023 年 10 月第 1 版
印　　次：2023 年 11 月第 1 次印刷
标准书号：ISBN 978-7-117-35420-2
定　　价：98.00 元

打击盗版举报电话：010-59787491　E-mail：WQ @ pmph.com
质量问题联系电话：010-59787234　E-mail：zhiliang @ pmph.com
数字融合服务电话：4001118166　E-mail：zengzhi @ pmph.com

# 前　言

　　口腔组织病理学是口腔医学的重要基础学科,掌握扎实的口腔组织病理学知识是从事口腔医学各专业工作的必备前提。口腔组织病理学实验课是口腔组织病理学教学中的重要环节,它不但是对理论课授课内容的进一步验证,更是加深理解、巩固记忆的教学方式,同时也是培养学生认真实践、独立思考,通过自己的观察、分析,获得知识能力的一种教学手段。

　　本教程是四川大学华西口腔医学院实验教程的系列之一,全面系统性介绍了口腔组织病理学实验教学的重点、难点以及要求学生掌握和熟悉的内容。全书共分二十二个实验,包括牙釉质、牙骨质、牙本质、牙髓、牙周膜、牙槽骨、牙龈、口腔黏膜、唾液腺、牙齿的发育、龋病、牙髓病、根尖周病、牙周组织病、口腔黏膜病、唾液腺非肿瘤性疾病、颌骨疾病、口腔颌面部囊肿、牙源性肿瘤、唾液腺肿瘤、其他组织来源的肿瘤和瘤样病变、免疫组织化学技术,并附有典型的病理学图片。本教程根据口腔组织病理学本科生教学的目的和要求,注重口腔组织病理学的理论知识与镜下形态学密切结合,是口腔医学生学习口腔组织病理学的配套参考教程。

　　编写过程中,在内容和编排上尚有很多不足之处,欢迎老师与同学提出宝贵意见。

汤亚玲

2023 年 6 月

# 目  录

# 第一部分　口腔组织胚胎学

## 实验一　牙釉质

### 一、目的要求

（一）掌握牙釉质（enamel）的组织结构、釉柱方向、形态及理化特征。

（二）掌握牙釉质中有机物集中的组织学特征。

（三）了解釉柱超微结构特征及牙釉质的新陈代谢。

### 二、实习内容

#### （一）肉眼观察

用肉眼或放大镜观察牙的整体形态，注意牙釉质的外形、分布、色泽及厚度变化（图 1-1-1）。

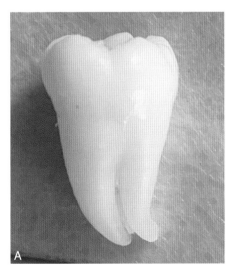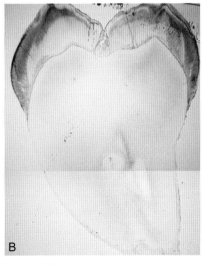

图 1-1-1　牙齿全面观

A. 牙外观　B. 牙纵剖面，纵磨片（12.5 倍）

**(二) 镜下特点(牙磨片时,光线应适当调暗)**

**1. 釉柱的排列方向** 注意牙尖、牙颈部及窝沟的排列有何不同。牙釉质走行方向反映了成釉细胞形成牙釉质时向后退缩的路线。在窝沟处,釉柱由釉牙本质界向窝沟底部集中,呈放射状;而在近牙颈部,釉柱排列几乎呈水平状(图 1-1-2,图 1-1-3 )。

**2. 釉柱的形态(柱状)** 釉柱是细长的柱状结构,起自釉牙本质界,贯穿牙釉质全层而达牙的表面。釉柱的横剖面呈鱼鳞状(图 1-1-4 )。

**3. 釉柱横纹** 釉柱横纹是釉柱上与釉柱的长轴相垂直的细线,透光性低,在釉柱上呈规律性重复分布(图 1-1-5 )。

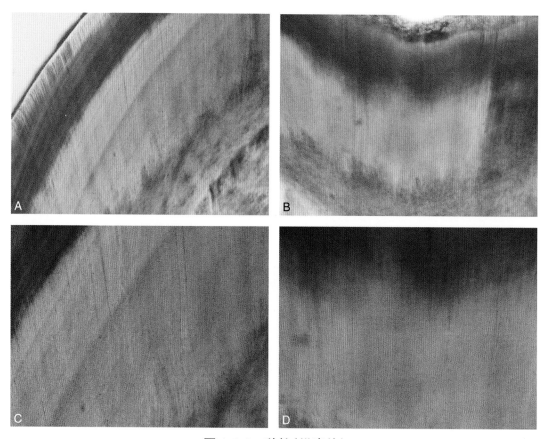

图 1-1-2 釉柱(纵磨片)

A、C. 牙颈部釉柱 B、D. 窝沟釉柱

A、B. 40 倍 C、D. 100 倍

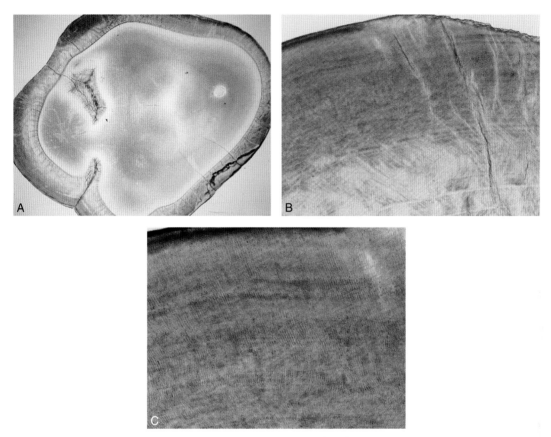

图 1-1-3　釉柱(横磨片)
A. 12.5 倍　B. 40 倍　C. 100 倍

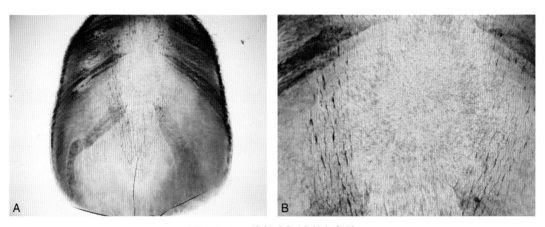

图 1-1-4　釉柱(鱼鳞状)磨片
A. 12.5 倍　B. 40 倍

图 1-1-4（续）

C. 100 倍

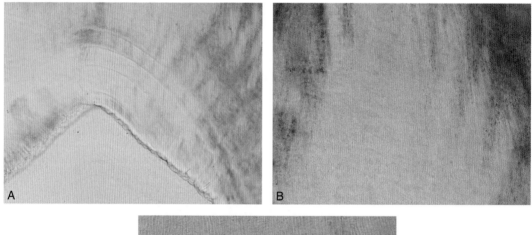

图 1-1-5　釉柱横纹（纵磨片）

A. 12.5 倍　B. 40 倍　C. 100 倍

**4. 绞釉（牙尖或切缘处）** 釉柱自釉牙本质界至牙表面的行程并不完全呈直线,近表面 1/3 较直,而近釉牙本质界 2/3 处的釉柱弯曲,在牙切缘及牙尖处绞绕弯曲更为明显,称为绞釉(图 1-1-6 )。

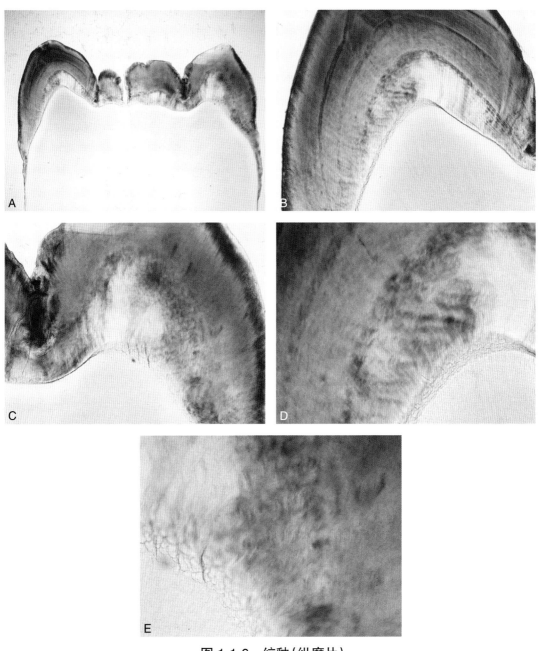

图 1-1-6　绞釉(纵磨片)
A. 12.5 倍　B、C. 40 倍　D、E. 100 倍

5. **釉板**　釉板呈片状,自牙釉质表面延伸至牙釉质不同的深度,可达釉牙本质界。在磨片中观察釉板呈裂隙状结构,在牙釉质纵磨片中容易观察(图 1-1-7,图 1-1-8)(注意与人工裂隙区分)。

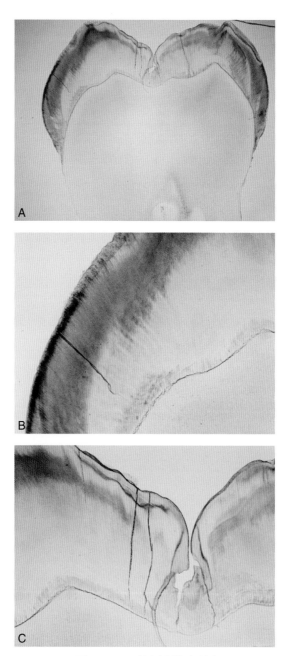

图 1-1-7　釉板(纵磨片)

A. 12.5 倍　　B、C. 40 倍

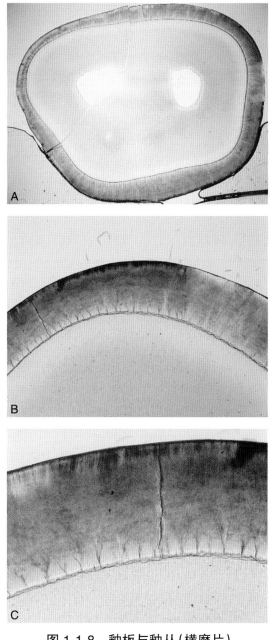

**图 1-1-8  釉板与釉丛(横磨片)**
A. 12.5 倍   B. 40 倍   C. 100 倍

**6. 釉梭**  釉梭多见于纵磨片牙尖部的釉牙本质界处,是起始于釉牙本质界伸向牙釉质的纺锤状结构,形成于牙釉质发生的早期。在干燥的牙磨片中,釉梭的有机物分解代之以空气,在透射光下,此空隙呈黑色(图 1-1-9)。

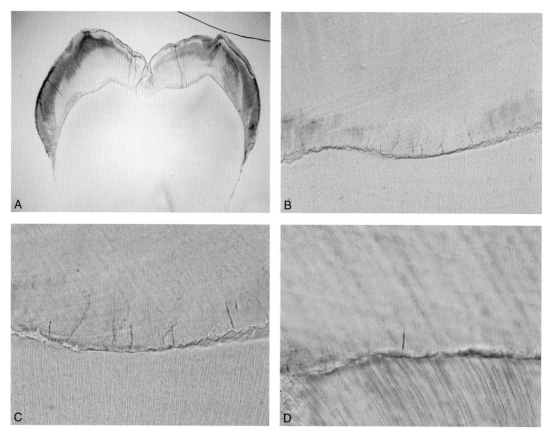

图 1-1-9　釉梭(纵磨片)
A. 12.5 倍　B. 40 倍　C. 100 倍　D. 200 倍

### 7. 牙釉质生长线及釉牙本质界的形态

釉牙本质界呈扇弧状。

牙釉质生长线低倍镜下特点:在牙釉质纵磨片中,此线呈深褐色同心环状排列,类似树的年轮;在纵磨片中,生长线自釉牙本质界向外,沿着牙釉质形成的方向,牙尖部呈环形排列包绕牙尖,近牙颈部渐呈斜行线(图 1-1-10)。

釉牙本质界外形呈连续的贝壳状而不是一条直线。

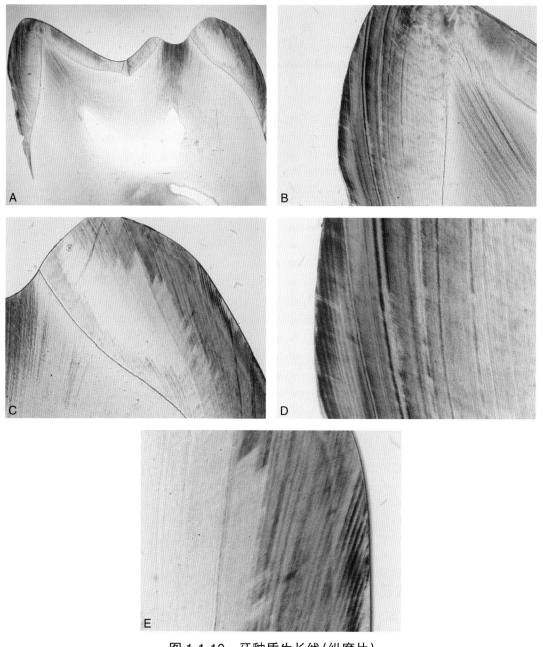

图 1-1-10 牙釉质生长线（纵磨片）
A. 12.5 倍 B、C. 40 倍 D、E. 100 倍

**8. 釉丛的形态（从釉牙本质界发出）** 在磨片上近釉牙本质界内 1/3 的牙釉质中，类似于草丛的结构，其走行方向与釉柱相同，在厚磨片上随成片的釉柱而起伏。由于其排列的关系，在纵磨片中更容易观察（图 1-1-8，图 1-1-11）。

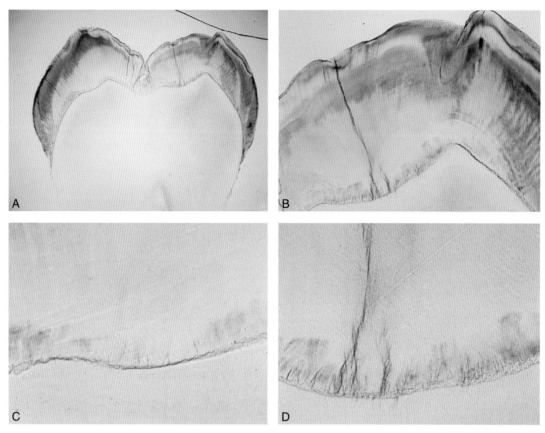

图 1-1-11　釉丛(纵磨片)
A. 12.5 倍　B. 40 倍　C. 100 倍　D. 200 倍

9. 进一步观察釉柱,牙釉质生长线,釉板,牙本质界的形态,结合纵磨片,进一步观察思考牙釉质结构及各种组织学现象的立体形象。

## 三、作业

简绘牙釉质纵、横磨片的组织结构图。

## 四、思考题

1. 从组织结构角度,简述牙釉质的基本结构——釉柱。
2. 简述釉牙本质界以及与牙釉质最初形成时相关的结构。
3. 与牙釉质周期性生长相关的结构有哪些?

（韩　琪）

# 实验二　牙　骨　质

## 一、目的要求

（一）掌握牙骨质（cementum）的组织结构及理化特性。

（二）掌握牙骨质的分类及功能。

（三）了解牙骨质的生物学特性。

## 二、实习内容

### （一）肉眼观察

用肉眼或用放大镜观察牙骨质的分布,并与牙釉质、牙本质的厚度加以比较。

### （二）镜下特点

1. 牙骨质板的厚度,穿通纤维与牙骨质板的关系及角度。

2. 牙骨质陷窝及微管（或小管）的形态及分布情况（图 1-2-1）。

3. 无细胞牙骨质与含细胞牙骨质的分布特点（图 1-2-1）。

4. 牙颈部牙骨质与牙釉质的连接关系（图 1-2-2,图 1-2-3）。

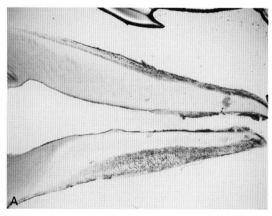
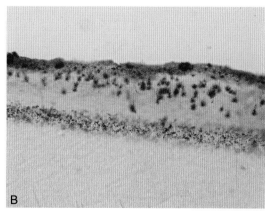

图 1-2-1　牙骨质（纵磨片）
A. 12.5 倍　B. 100 倍

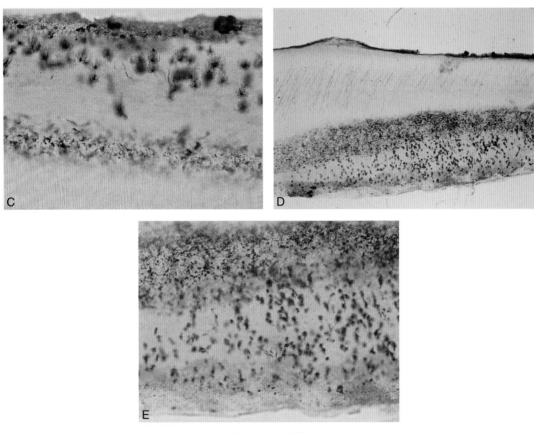

图 1-2-1(续)

C、E. 200 倍　D. 100 倍

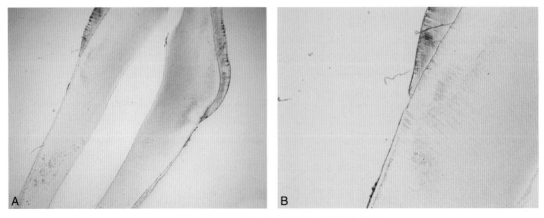

图 1-2-2　牙釉质牙骨质界(纵磨片)

A. 12.5 倍　B. 40 倍

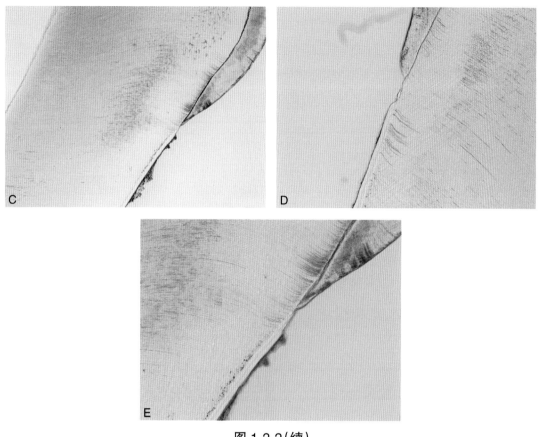

图 1-2-2(续)
C. 40 倍　D、E. 100 倍

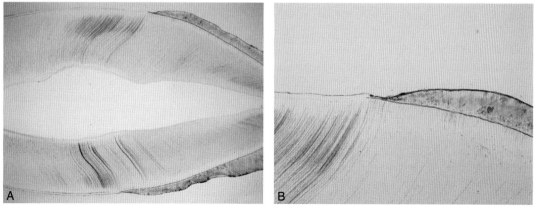

图 1-2-3　牙釉质牙骨质界(纵磨片)
A. 12.5 倍　B. 40 倍

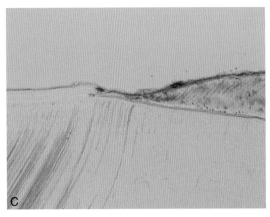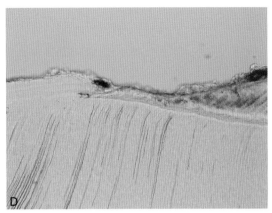

图 1-2-3（续）

C、D. 100 倍

## 三、作业

简绘牙骨质的组织结构图。

## 四、思考题

1. 简述牙骨质的分类。
2. 简述牙骨质的生物学特性及临床意义。

（韩　琪）

# 实验三　牙　本　质

## 一、目的要求

（一）掌握牙本质（dentin）的组织结构及理化特征。

（二）掌握牙本质小管的形态、方向及成牙本质细胞突起的分布。

（三）掌握牙本质中钙化程度差异的各种组织学现象及反应性变化。

（四）了解牙本质内的神经分布与感觉。

## 二、实习内容

### （一）肉眼观察

用肉眼或放大镜观察牙本质在牙体组织中的分布、形态、色泽及厚度。

### (二) 镜下特点

**1. 低倍镜下特点** 牙本质小管在牙体各部的形态及排列方向、沿途及末梢分支情况。

**2. 球间牙本质(interglobular dentin)** 牙本质是由许多钙质小球融合而成的,在牙本质钙化不良时,钙质小球遗留一些未被钙化的间质,称为球间牙本质。其中仍有牙本质小管通过,但没有管周牙本质结构。多见于冠部近牙釉质牙本质交界处,沿着牙的生长线分布,大小形态不规则,边缘呈凹型,很像许多相接球体之间的空隙(图 1-3-1,图 1-3-2)。

**3. 管周牙本质(peritubular dentin)** 其镜下特点:在牙本质的横磨片中,可见围绕成牙本质细胞突起的间质与其余部分不同,呈环形的透明带,即为管周牙本质。矿化程度高,含胶原纤维极少(图 1-3-3)。

**4. 管间牙本质(intertubular dentin)** 位于管周牙本质之间,其矿化较管周牙本质低(图 1-3-3)。

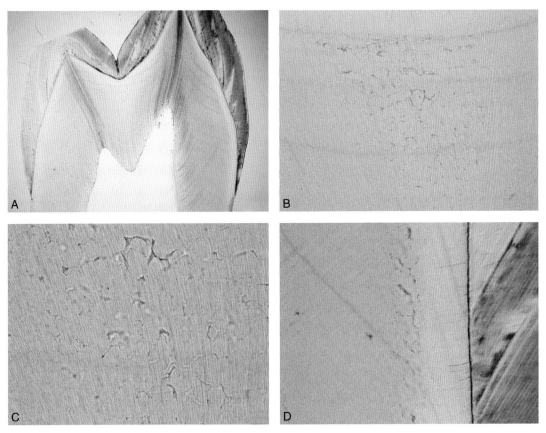

图 1-3-1 磨牙的球间牙本质(纵磨片)

A. 12.5 倍　B、D. 40 倍　C. 100 倍

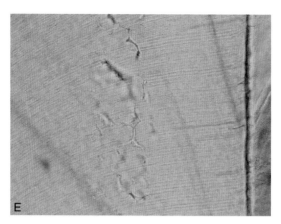

图 1-3-1（续）

E. 100 倍

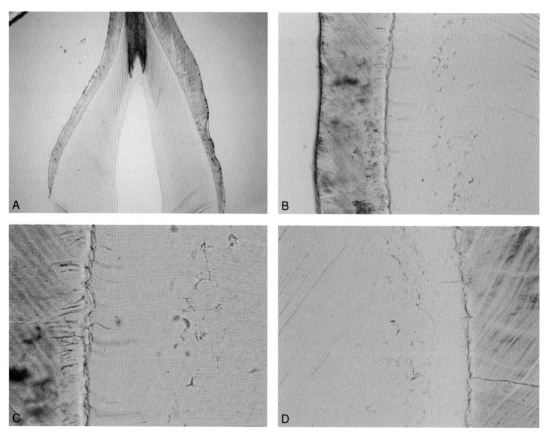

图 1-3-2　中切牙的球间牙本质（纵磨片）

A. 12.5 倍　B、D. 40 倍　C. 100 倍

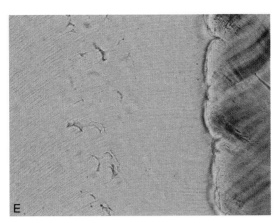

图 1-3-2（续）

E. 100 倍

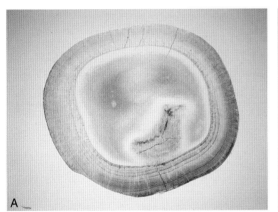

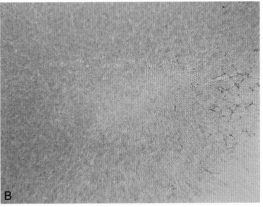

图 1-3-3　管周牙本质与管间牙本质（横磨片）

A. 12.5 倍　B. 40 倍　C. 100 倍

5. **托姆斯颗粒层（Tomes granular layer）**　在牙纵磨片中见根部牙本质透明层的内侧有一层颗粒状的未矿化区，即为托姆斯颗粒层（图1-3-4，图1-3-5）。

6. **生长线（incremental line）**　生长线与牙本质小管呈直角，是牙本质节律性、线性朝向根方沉积的标志（图1-3-6）。

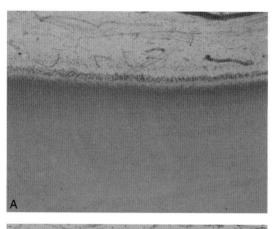

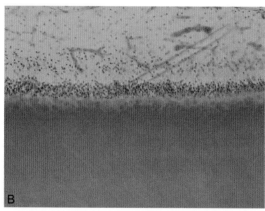

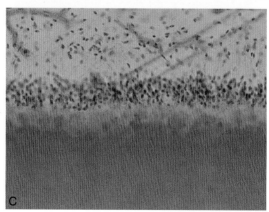

图1-3-4　托姆斯颗粒层镜下观（HE染色）

A. 40倍　B. 100倍　C. 200倍

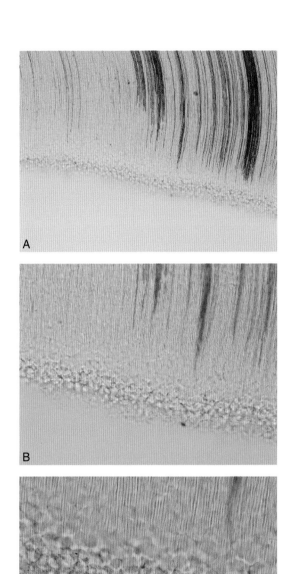

图 1-3-5  托姆斯颗粒层（纵磨片）
A. 40 倍  B. 100 倍  C. 200 倍

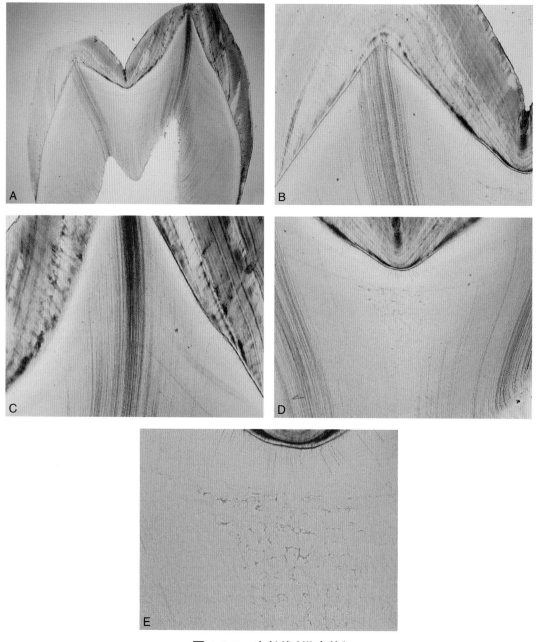

图 1-3-6 生长线(纵磨片)

A. 12.5 倍 B、D. 40 倍 C、E. 100 倍

7. **继发性牙本质**（secondary dentin） 注意其形态与原发性牙本质的区别，继发性牙本质的走行方向稍呈水平，与原发性牙本质之间常有一明显的分界线。在髓腔特别是髓室内侧，继发性牙本质呈不均匀分布，原来与牙冠外形相对应的髓室形态由于继发性牙本质的不规则沉积也变得不规则。在磨牙与前磨牙中，髓室顶和髓室底的继发性牙本质比髓室侧壁者厚（图 1-3-7）。

8. **牙本质小管的分支情况** 牙本质小管自牙髓端伸向表面，沿途分出许多侧支，并与邻近小管的侧支相互吻合。牙根部牙本质小管的分支数目比牙冠部多（图 1-3-8）。

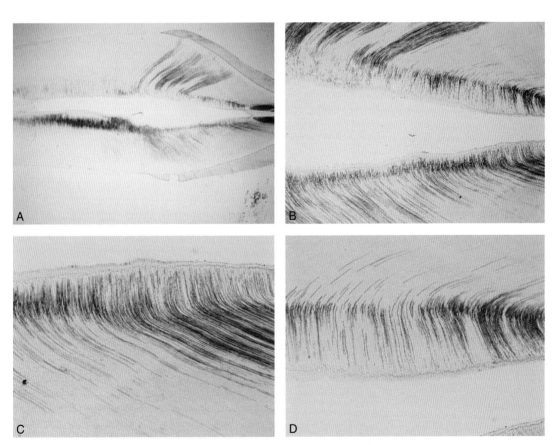

**图 1-3-7 继发性牙本质（纵磨片）**
A. 12.5 倍　B. 40 倍　C、D. 100 倍

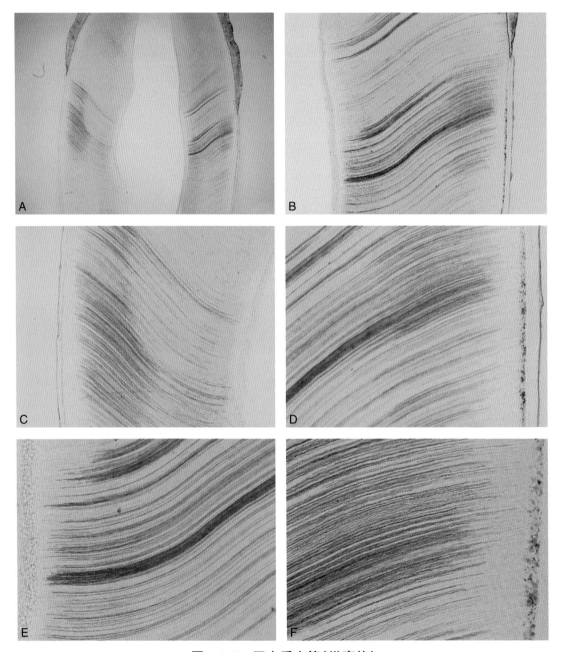

图 1-3-8　牙本质小管（纵磨片）

A. 12.5 倍　B、C. 40 倍　D、E. 100 倍　F. 200 倍

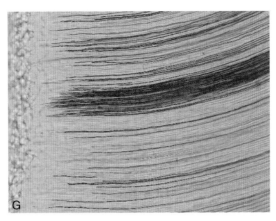

图 1-3-8(续)

G. 200 倍

**9. 前期牙本质（predentin）** 位于钙化牙本质与成牙本质细胞层之间。前期牙本质与矿化牙本质的界线较清楚,在髓腔外周寻找呈粉红色一致性的带,即前期牙本质,可见钙化小球（图 1-3-9）。

**10. 修复性牙本质（reparative dentin）** 当牙釉质表面因磨损、酸蚀、龋等遭受破坏时,其深部的牙本质暴露,成牙本质细胞受到刺激并部分发生变性。修复性牙本质仅沉积在受刺激相应的牙本质小管髓腔侧。修复性牙本质与原发性牙本质或继发性牙本质之间常由一条着色较深的线分隔。在修复性牙本质形成过程中,成牙本质细胞常可包埋在形成很快的间质中,以后这些细胞变性,在该处遗留一空隙,很像骨组织,故有时称之为骨样牙本质（图 1-3-10）。

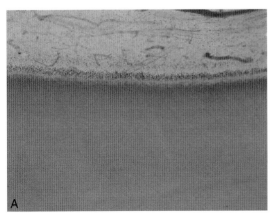
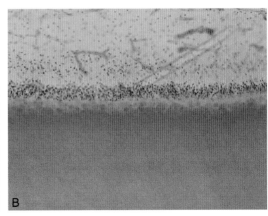

图 1-3-9 前期牙本质镜下观（HE 染色）

A. 40 倍　B. 100 倍

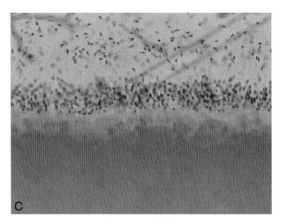

图 1-3-9（续）

C. 200 倍

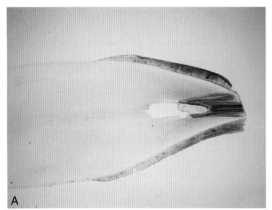
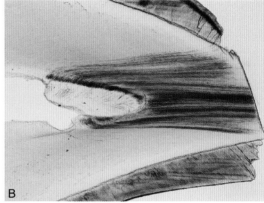
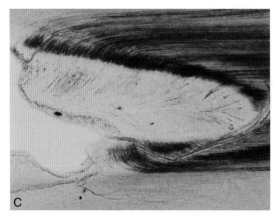

图 1-3-10　修复性牙本质镜下观（纵磨片）

A. 12.5 倍　B. 40 倍　C. 100 倍

11. **死区（dead tract）**　牙因磨损、酸蚀、龋等较重的刺激,使小管内的成牙本质细胞突起变性、分解,管腔内充满空气所致。在透射光显微镜下观察时,此部分牙本质呈黑色。常见于狭窄的髓角,因该处成牙本质细胞拥挤。死区的周围常有透明牙本质围绕,其近髓端可见修复性牙本质(图 1-3-11)。

12. **透明牙本质（transparent dentin）**　当牙本质在受到磨损和较缓慢发展的龋刺激后,除了形成修复性牙本质,还可引起牙本质小管内的成牙本质细胞突起变性,变性后有矿物盐沉着而矿化封闭小管。由于其小管与周围间质的折光率没有明显差异,故在磨片上呈透明状(图 1-3-12)。

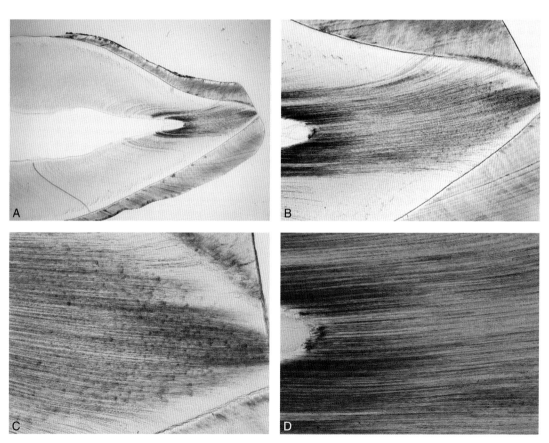

**图 1-3-11　死区镜下观(纵磨片)**
A. 12.5 倍　B. 40 倍　C. 100 倍　D. 200 倍

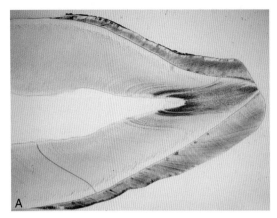
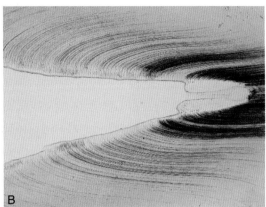
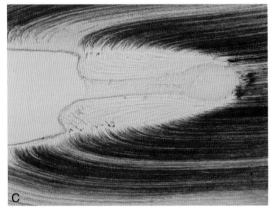

**图 1-3-12　透明牙本质镜下观（纵磨片）**
A. 12.5 倍　B. 40 倍　C. 100 倍

## 三、作业

简绘牙本质纵、横磨片的组织结构图。

## 四、思考题

1. 从组织结构角度，简述牙本质小管与成牙本质细胞突起。
2. 什么是修复性牙本质？
3. 简述透明牙本质的定义。

（韩　琪）

# 实验四　牙　　髓

## 一、目的要求

（一）掌握牙髓（pulp）的组织结构。

（二）掌握牙髓的增龄变化及牙髓的功能。

## 二、实习内容

### （一）肉眼观察

用肉眼或放大镜观察牙髓的髓室及根管、根尖孔的形态。

### （二）镜下特点

### 1. 牙髓的分层组织结构（图 1-4-1）

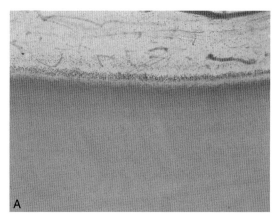
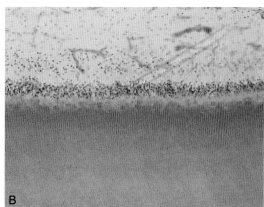
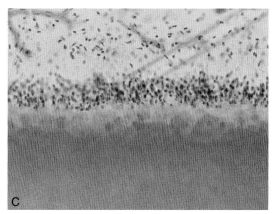

图 1-4-1　牙髓镜下观（HE 染色）
A. 40 倍　B. 100 倍　C. 200 倍

（1）成牙本质细胞层（高柱状细胞）。

（2）乏细胞层（即魏氏层）。

（3）多细胞层（星形或梭形）。

（4）固有牙髓（髓核）。

2. 观察成牙本质细胞在髓腔各部（包括髓室、根管口及根尖部）的细胞形态变化（高柱状→立方状→扁平状）。

3. 牙髓内的牙髓细胞形态和牙髓内血管神经的特点及其分布情况（图1-4-2）。

4. 观察老年人牙髓（图1-4-3）。

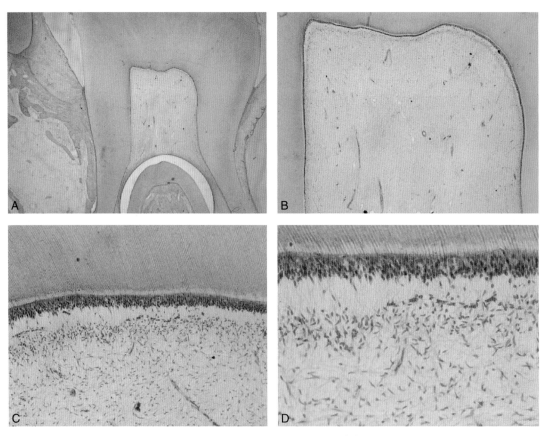

**图1-4-2　牙髓镜下观（HE染色）**
A. 12.5倍　B. 40倍　C. 100倍　D. 200倍

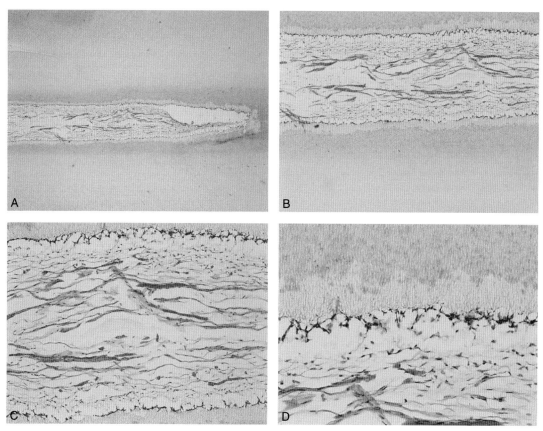

图 1-4-3 老年人牙髓镜下观（HE 染色）
A. 12.5 倍　B. 40 倍　C. 100 倍　D. 200 倍

## 三、作业

简绘牙髓的组织结构图。

## 四、思考题

1. 简述牙髓增龄性变化的表现。

2. 牙髓中含有的细胞有哪些，简述其功能。

3. 简述牙髓的分层组织结构。

（韩　琪）

# 实验五　牙　周　膜

## 一、目的要求

（一）掌握牙周膜（periodontal ligment）的组织学结构。

（二）熟悉牙周膜的形态与功能的关系。

## 二、实习内容

### （一）肉眼观察

用肉眼或放大镜观察牙周膜的位置。

1. 矢状面牙体牙周组织切片（牙周膜结构、牙槽骨及牙龈结构）。

2. 冠状面牙体牙周组织切片（牙周膜结构、牙槽骨及牙龈结构）。

### （二）镜下特点

1. **镜下特点**　五组牙周膜纤维。

（1）牙槽嵴纤维组：从牙槽嵴顶斜向牙颈部牙骨质（图 1-5-1）。

（2）水平纤维组：从牙骨质至牙槽骨，近乎水平分布（图 1-5-1）。

（3）斜行纤维组：从牙骨质斜向冠方至牙槽骨，此束纤维数量最多（图 1-5-1）。

（4）根尖纤维组：从根尖牙骨质至牙槽骨，呈放射状分布（图 1-5-1）。

（5）根间纤维组：从根分叉处的牙根间骨隔顶至根分叉处的牙骨质。

2. 寻找各主纤维束之间的间隙组织，为疏松的间质纤维，其中有血管、神经走行。

3. **上皮剩余**　注意其形态特征。

4. 在牙骨质面成牙骨质细胞形态，在牙槽骨面成骨细胞形态。

5. 观察牙骨质小体（图 1-5-2）。

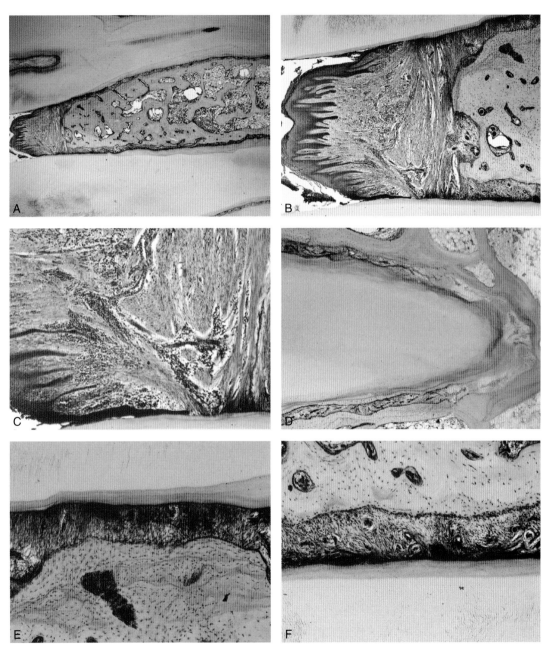

图 1-5-1　牙周膜镜下观（HE 染色）
A. 12.5 倍　B、D. 40 倍　C、E、F. 100 倍

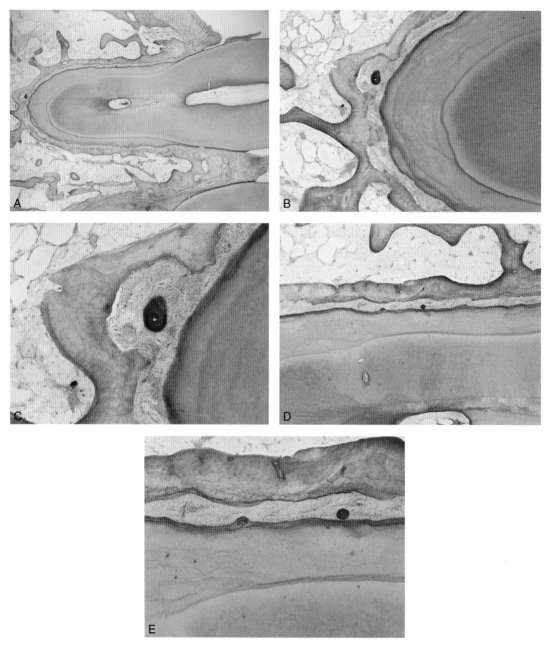

图 1-5-2　牙骨质小体镜下观（HE 染色）
A. 12.5 倍　B、D. 40 倍　C、E. 100 倍

## 三、作业

简绘牙周膜的组织结构图。

## 四、思考题

简述牙周膜的组织结构。

（韩 琪）

# 实验六　牙　槽　骨

## 一、目的要求

（一）掌握牙槽骨（alveolar bone）的组织结构。

（二）了解牙槽骨的生物学特征。

## 二、实习内容

牙槽骨的镜下特点。

### 1. 固有牙槽骨结构（图1-6-1）

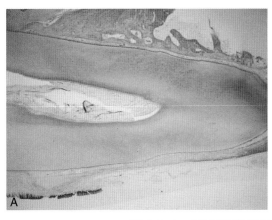
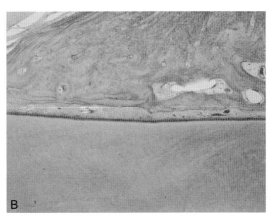

图1-6-1　固有牙槽骨与牙周膜镜下观（HE染色）
A. 12.5倍　B. 40倍

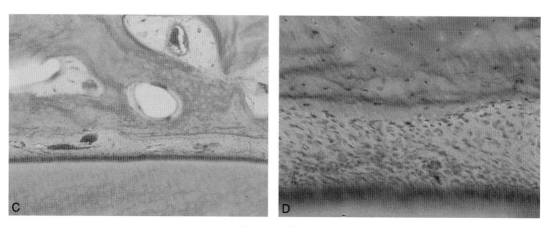

**图 1-6-1（续）**
C. 100 倍　D. 200 倍

**2. 骨密质（即颌骨的外板）结构**　表面为平行的骨板,深部由哈弗斯系统构成（图 1-6-2）。

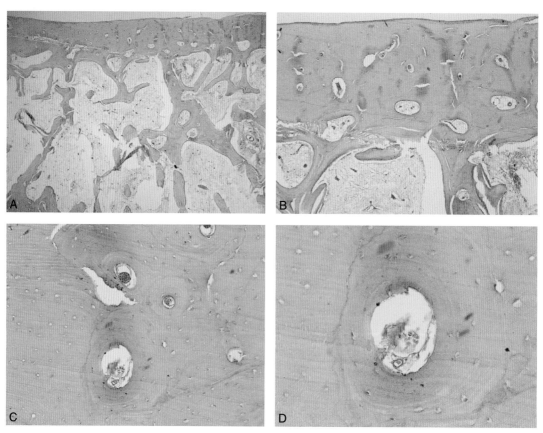

**图 1-6-2　骨密质镜下观（HE 染色）**
A. 12.5 倍　B. 40 倍　C. 100 倍　D. 200 倍

**3. 骨松质结构**　骨松质由骨小梁及骨髓组成,注意骨小梁的排列方向,骨髓是红骨髓还是黄骨髓(图 1-6-3)。

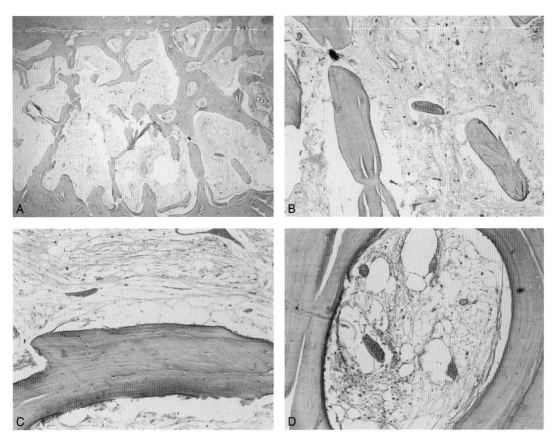

图 1-6-3　骨松质镜下观(HE 染色)

A. 12.5 倍　B. 40 倍　C. 100 倍　D. 200 倍

## 三、作业

简绘牙槽骨的组织结构图。

## 四、思考题

1. 简述牙槽骨的组成部分、组织学结构及临床意义。
2. 简述固有牙槽骨的结构特点和临床意义。
3. 简述牙槽骨的生物学特性。
4. 简述牙槽骨的增龄性改变。

(韩　琪)

# 实验七　牙　龈

## 一、目的要求

（一）掌握牙龈（gingiva）的表面解剖和组织结构。

（二）熟悉结合上皮与牙面的附着关系。

## 二、实习内容

牙龈组织的镜下特点。

1. 首先寻找龈沟底的位置，然后确定牙龈的表面上皮、沟内上皮及结合上皮的位置。

2. 牙龈的表面上皮、沟内上皮的结构（注意有无角化）（图 1-7-1）。

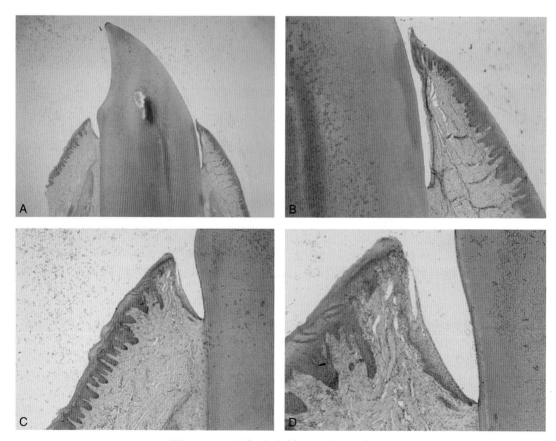

图 1-7-1　牙龈上皮镜下观（HE 染色）

A. 12.5 倍　B、C. 40 倍　D. 100 倍

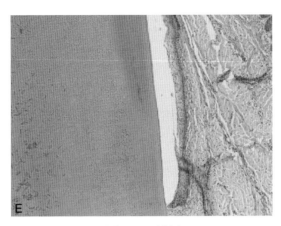

图 1-7-1（续）
E. 100 倍

（1）牙龈上皮为复层鳞状上皮，表面明显角化或不全角化，上皮钉突多而细长，基底偶见黑色素细胞。

（2）牙龈上皮在游离龈的边缘转向内侧覆盖龈沟壁，形成龈沟上皮，为复层鳞状上皮，无角化，有上皮钉突。

3. 结合上皮与龈沟上皮有明显分界，是牙龈上皮附着在牙表面的一条带状上皮，无角化，在沟底部约 15~30 层细胞，向根尖逐渐变薄，约 3~4 层。无上皮钉突，细胞呈扁平状，长轴与牙面长轴平行。

4. **牙龈的固有层结构** 由致密的结缔组织构成。其纤维束交织排列，根据排列的方向不同可分为：

（1）牙龈纤维组（龈牙组）（dentogingival group）：自牙龈颈部牙骨质至牙龈的固有层内。

（2）龈牙槽纤维组（牙槽龈组）（alveologingival group）：自牙槽嵴顶至牙龈。

（3）环形纤维组（circular group）：为一小束纤维束环绕牙颈四周。

（4）牙骨膜纤维组（dentoperiosteal group）：自牙骨质至牙槽嵴和牙槽骨的骨膜。

（5）越隔纤维组（transseptal group）：位于两邻牙之间，分别包埋于两邻牙的牙骨质中。

5. 牙龈无黏膜下层。

## 三、作业

简绘牙龈的组织结构图。

## 四、思考题

1. 简述结合上皮的形态。有无角化,有无上皮钉突,属于何种上皮?
2. 简述牙龈的组织学结构。
3. 简述牙龈固有层纤维的分布特点与功能。

(韩　琪)

# 实验八　口 腔 黏 膜

## 一、目的要求

(一)掌握口腔黏膜(oral mucosa)的一般组织学结构。
(二)掌握口唇及舌背黏膜的组织学特征。
(三)熟悉腭、颊、口底及牙槽黏膜的组织学特征。

## 二、实验内容

### (一)肉眼观察

1. 口唇切片
2. 舌背切片

### (二)镜下特点

### 1. 口唇

(1)低倍镜下特点:观察区分唇红部,唇黏膜及唇的皮肤部(图 1-8-1)。

(2)唇黏膜部:上皮层及固有层各有何组织学特征?唇黏膜属于何种类型的黏膜?

(3)唇黏膜下的腺体性质如何(图 1-8-2)?

(4)唇的皮肤表皮与真皮结构(图 1-8-3,图 1-8-4)。

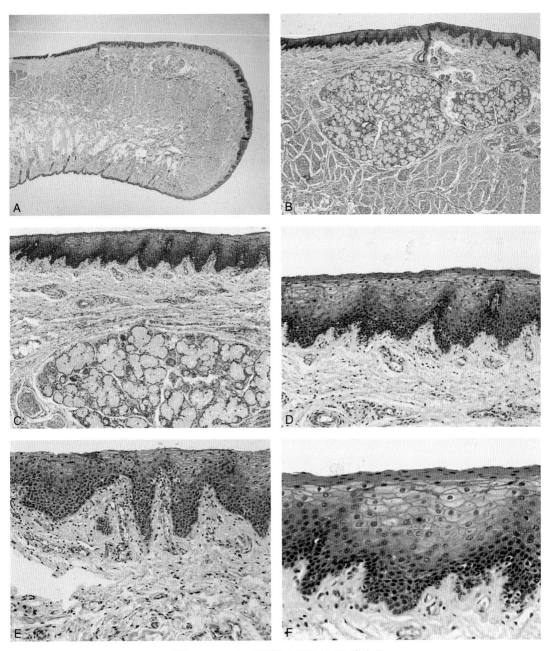

图 1-8-1　唇黏膜镜下观（HE 染色）

A. 12.5 倍　B. 40 倍　C. 100 倍　D、E. 200 倍　F. 400 倍

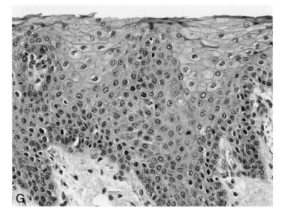

图 1-8-1（续）

G. 400 倍

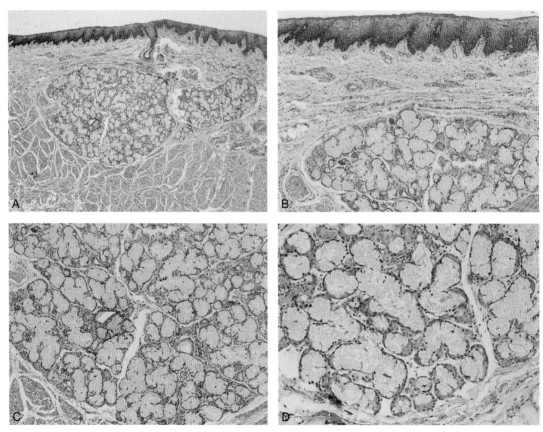

图 1-8-2　唇黏膜——唇腺镜下观（HE 染色）

A. 12.5 倍　B. 40 倍　C. 100 倍　D. 200 倍

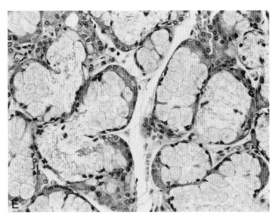

图 1-8-2(续)

E. 400 倍

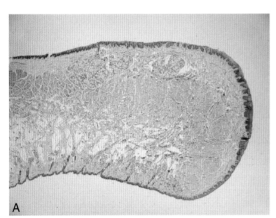

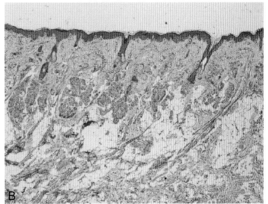

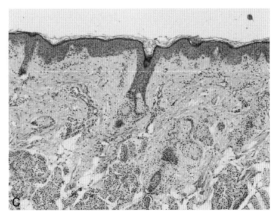

图 1-8-3　唇部皮肤镜下观(HE 染色)

A. 12.5 倍　B. 40 倍　C. 100 倍

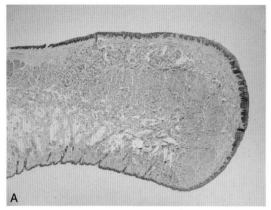
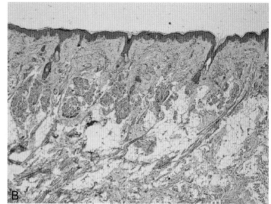
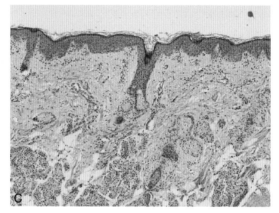

图 1-8-4　唇部皮脂腺镜下观（HE 染色）

A. 12.5 倍　B. 40 倍　C. 100 倍

## 2. 舌背黏膜（图 1-8-5）

（1）舌背丝状乳头的上皮层及固有层的结构特征。

（2）舌背菌状乳头的上皮层及固有层的组织结构（图 1-8-6）。

（3）轮廓乳头的组织结构,轮廓乳头环沟上皮下方的味腺属于何种类型的
腺体？

（4）寻找味蕾的所在部位,在高倍镜下特点,味蕾由哪些细胞组成（图 1-8-7）？

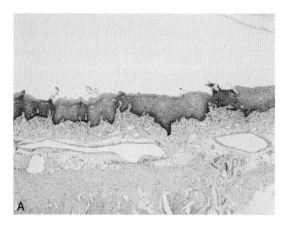

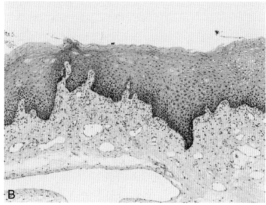

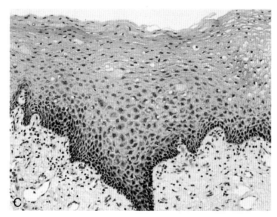

图 1-8-5　舌背黏膜镜下观（HE 染色）

A. 12.5 倍　B. 40 倍　C. 200 倍

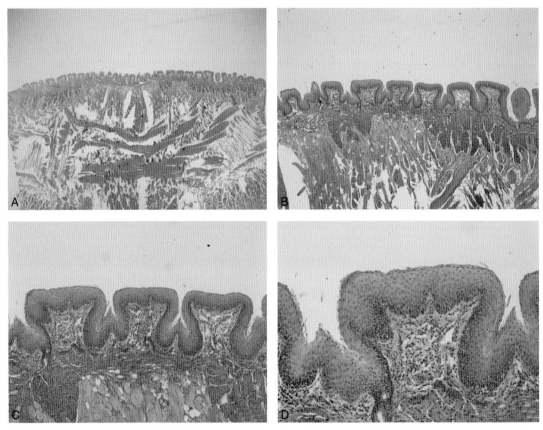

图 1-8-6　舌背黏膜——菌状乳头镜下观（HE 染色）

A. 12.5 倍　B. 40 倍　C. 100 倍　D. 200 倍

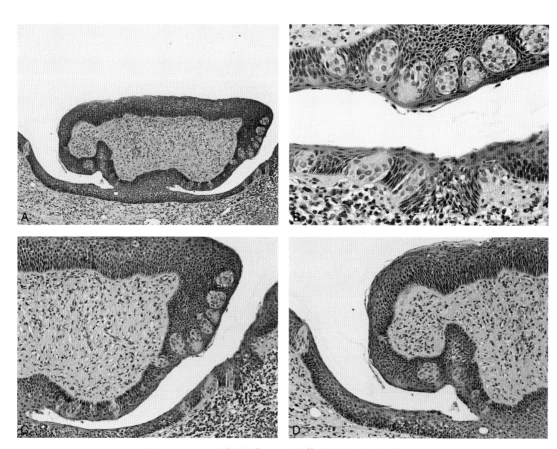

图 1-8-7　舌背黏膜——味蕾镜下观（HE 染色）

A. 40 倍　B. 400 倍　C、D. 100 倍

### 3. 颊黏膜（图 1-8-8）

（1）低倍镜下特点：观察区分上皮层、固有层及黏膜下层。

（2）上皮层厚度及结构特征，是否有角化？

（3）上皮钉突的特征。

（4）黏膜下层有何特征？

### 4. 腭黏膜

（1）低倍镜下特点：观察区分软腭、硬腭黏膜。

（2）比较软腭、硬腭黏膜层次及结构特征。

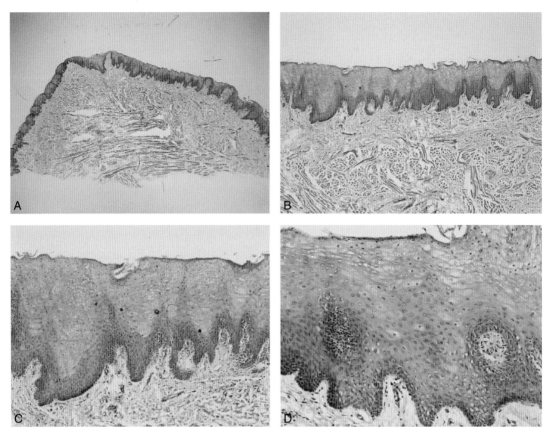

**图 1-8-8　颊黏膜镜下观（HE 染色）**
A. 12.5 倍　B. 40 倍　C. 100 倍　D. 200 倍

## 三、作业

简绘唇黏膜、舌背黏膜、软腭及硬腭黏膜的组织结构图。

## 四、思考题

1. 简述基底膜的定义。
2. 简述口腔黏膜的功能与增龄性变化。

（韩　琪）

# 实验九　唾　液　腺

## 一、目的要求

（一）掌握唾液腺（salivary glands）的一般组织结构。

（二）掌握大小唾液腺的分布及其组织学特征。

（三）熟悉唾液腺的性质及组成。

## 二、实验内容

唾液腺的镜下特点如下。

### 1. 腮腺

（1）腮腺的形态：多呈卵圆形，腔小，由锥形的浆液性细胞围成（图 1-9-1）。

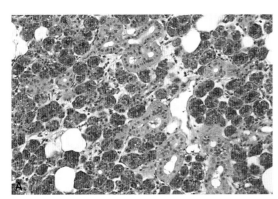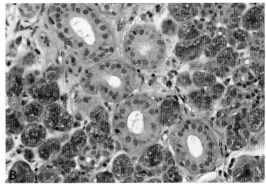

**图 1-9-1　腮腺镜下观（HE 染色）**

A. 200 倍　B. 400 倍

（2）浆液性细胞的形态：细胞呈锥体形，核圆形，位于基底，细胞内可有紫红色的分泌颗粒，在腺泡之间有闰管及分泌管（纹管），在小叶间的结缔组织内有管腔较大的排泄管。

（3）腮腺闰管和分泌管的形态：腮腺的闰管长，有分支，光镜下闰管管壁上皮细胞为立方状或矮柱状，细胞质较少，染色较淡，胞核圆形且较大，位于细胞中央；腮腺分泌管多，染色浅，与深色的腺泡形成鲜明的对比。

（4）腮腺间质的形态：腮腺内常见大量的脂肪组织，这是腮腺的特征之一；面神经穿行于腮腺；在腮腺闰管与分泌管交界处，可见典型的皮脂腺结构（或含脂肪的导管上皮细胞团);在大导管上皮细胞间也见有少数含黏液的杯状细胞,此细胞因腺体慢性炎症而增多。

### 2. 舌下腺

（1）舌下腺腺泡的形态:以黏液性腺泡为主,有少量混合性腺泡及少量浆液性腺泡,纯浆液性腺泡很少,只见于混合性腺泡的新月形细胞群中。舌下腺细胞的颗粒基质明显少于腮腺和下颌下腺,细胞染色淡(图 1-9-2)。

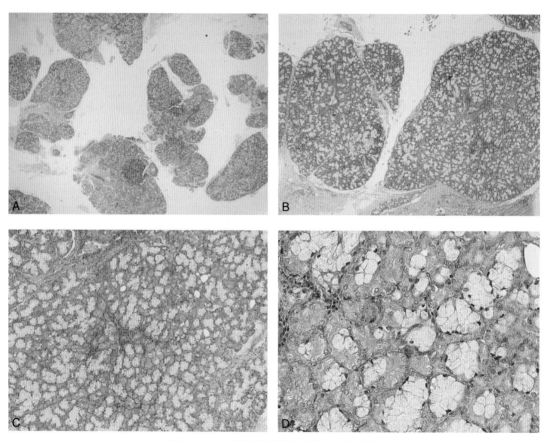

**图 1-9-2　舌下腺镜下观（HE 染色）**
A. 12.5 倍　B. 40 倍　C. 100 倍　D. 400 倍

（2）黏液性腺泡的形态:细胞呈三角形或锥形,细胞核扁平,位于细胞基底部,染色较深,细胞质含丰富的黏原颗粒,细胞质微嗜碱性,淡蓝染色,透明呈网状结构。

（3）混合性腺泡的形态:由黏液细胞和浆液细胞组成,黏液细胞组成腺泡的大部分,浆液细胞呈新月状包绕在腺泡的一端,称为"半月板"。

（4）舌下腺的导管系统：闰管和分泌管均发育不良，腺泡可直接连接于排泄管的远侧小管，分泌管短，形态与腮腺、下颌下腺相同。

### 3. 下颌下腺

（1）下颌下腺是混合腺。腺泡以浆液性腺泡为主，并有少量的黏液性腺泡及混合性腺泡（图 1-9-3）。

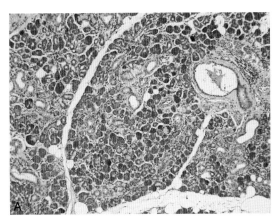
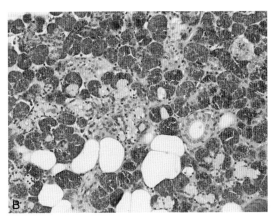

**图 1-9-3　下颌下腺镜下观（HE 染色）**
A. 100 倍　B. 200 倍

（2）黏液性腺泡的形态：细胞呈锥形、核扁圆形，位于基底部，细胞质浅淡、蓝色、空泡状。

（3）混合性腺泡的形态：由黏液和浆液两种细胞混合组成，黏液细胞组成腺泡的大部分，紧接闰管；浆液细胞多集中在腺泡的一端，呈半月形包绕在外，称为"半月板"。混合性腺泡外周所覆盖的新月形浆液细胞比较小而少。

（4）下颌下腺导管系统：闰管很短，分泌管形态与腮腺分泌管相同。闰管比腮腺闰管短，难以辨认。分泌管则较腮腺分泌管长。在下颌下腺导管周围常伴有弥散的淋巴组织。皮脂腺亦见于下颌下腺，但较腮腺少。

### 4. 小唾液腺

（1）唇腺腺泡（图 1-9-4）：以黏液性腺泡为主（电镜见有黏液性腺泡，其间有细胞间小管，闰管长度各异，小叶间导管也很短，细胞基底部有纹管）。

（2）舌腭腺、腭腺：均属纯黏液腺。舌腭腺位于舌腭皱襞的咽侧，但也可从舌下腺后部延伸至软腭；腭腺位于硬腭的腺区、软腭和腭垂（又称悬雍垂）。光镜下，黏液细胞呈三角形或锥体形。分泌产物少时细胞核较大，染色浅；分泌产物

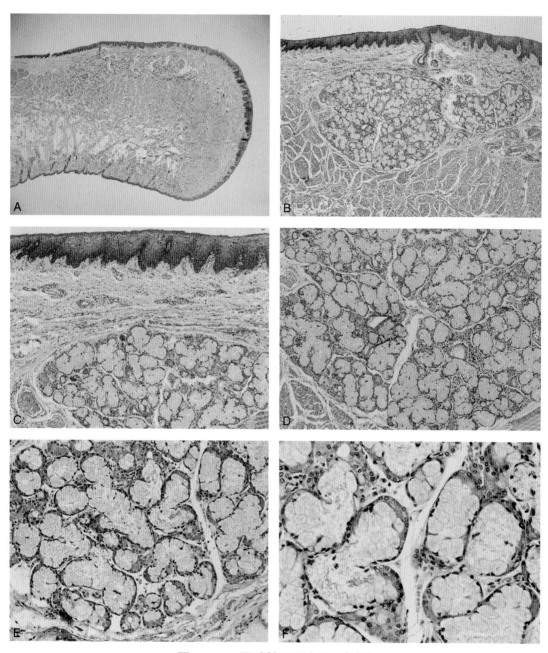

图 1-9-4 唇腺镜下观（HE 染色）

A. 12.5 倍 B. 40 倍 C、D. 100 倍 E. 200 倍 F. 400 倍

多时细胞核扁平,位于细胞底部,染色较深。细胞质透明呈网状结构,网架由细胞质和沉淀的黏原所构成,着色微嗜碱性,淡蓝染色。阿辛蓝、黏液卡红和 PAS 染色阳性。

## 三、作业

简绘下颌下腺的组织结构图(要求绘一完整的小叶结构图)。

## 四、思考题

1. 简述唾液腺的功能与增龄性变化。
2. 简述三大唾液腺的分布和组织学特点。

(韩　琪)

# 实验十　牙齿的发育

## 一、目的要求

(一)掌握牙板及牙胚的发育要点。
(二)掌握牙胚各种成分的组织学特征。
(三)熟悉牙板结局和牙胚异常发育所产生的主要畸形。
(四)掌握冠部牙体组织及牙根的发育过程。

## 二、实习内容

### (一)肉眼观察帽状期牙胚

### (二)帽状期牙胚镜下特点

1. 低倍镜下特点(图 1-10-1)寻找上颌、下颌及舌等组织。

2. 成釉器的三层细胞分化形态特征(图 1-10-1,图 1-10-2)

(1)外釉上皮层:成釉器的周边是一单层立方状细胞,称外釉上皮,借牙板与口腔上皮相连。

(2)内釉上皮层:由单层上皮细胞构成,并整齐排列在成釉器凹面的基底膜上,与牙乳头相邻。

(3)星网状层:位于内外釉上皮之间。成釉器中间的细胞合成并分泌糖胺聚糖至上皮细胞间的细胞外基质成分中,因为糖胺聚糖的亲水性,吸收水分进入

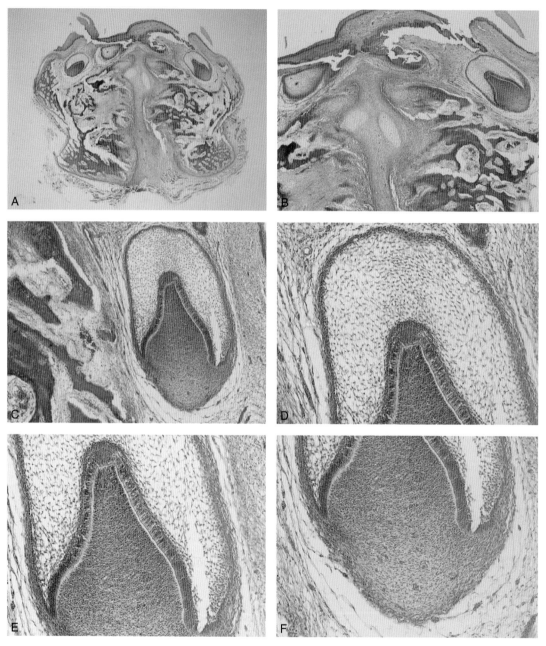

图 1-10-1　成釉器镜下观（HE 染色）

A. 12.5 倍　B. 40 倍　C. 100 倍　D~F. 200 倍

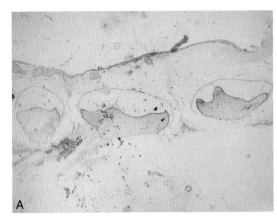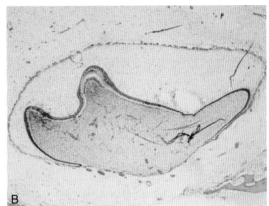

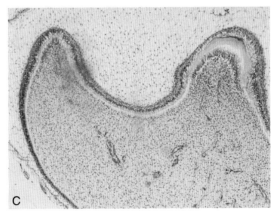

图 1-10-2　成釉器镜下观（HE 染色）

A. 12.5 倍　B. 40 倍　C. 100 倍

成釉器中引起成釉器体积增大,使得中部细胞被分离开。因为这些分离开的细胞仍然通过桥粒连接成网状,类似星形,所以称星网状层。

（4）釉龛:牙板并非是一条单独的条索,而是凹凸不平的薄层结构,通过切片观察时,其凹陷和凸起部位在切片中观察不到,而由结缔组织填充,这种结构称为釉龛。

（5）釉结:在帽状期牙胚内,在内釉上皮中央可观察到簇状的未分化上皮细胞,称为釉结。每个牙胚只有一个原发釉结,当原发釉结消失后,在磨牙未来的牙尖顶部将出现继发釉结。现在普遍观点认为釉结是牙发育的组织中心,调控牙尖形态的发生。

（6）釉索:从釉结处具有一条从内釉上皮延伸到外釉上皮的条索结构,称为釉索。

　　**3. 牙乳头的形态特征**　成釉器下方的球形细胞凝聚区称为牙乳头,将来可形成牙本质和牙髓。

　　**4. 牙囊的形态特征**　包绕成釉器和牙乳头边缘的外胚间充质细胞,密集成结缔组织层,称为牙囊,将来形成牙支持组织(牙骨质、牙周膜、固有牙槽骨)。

　　**5. 高倍镜下特点**　进一步观察成釉器的三层细胞形态及牙乳头、牙囊的形态。

　　(1)外釉上皮层:外釉上皮细胞细胞质少,含有游离核糖体和少量的粗面内质网以及线粒体和少量散在的微丝,细胞间有连接复合体。

　　(2)内釉上皮层:内釉上皮细胞以半桥粒将细胞固定在基底板上。从牙颈部到牙尖,细胞分化程度各异。

　　(3)星网状层:星形细胞含有通常应有的细胞器,但数量稀少。细胞间充满富有蛋白的黏液样液体,对内釉上皮细胞具有营养和缓冲作用,以保护成釉器免受伤害。

　　(4)牙乳头:牙乳头与成釉器之间由一层基底膜分离,大量细小的不规则纤维进入基底膜处形成无细胞带。牙乳头细胞为未分化间充质细胞,具有所有常见的细胞器,有少量微细的胶原纤维分散在细胞外间隙。

　　(5)牙囊:牙囊主要由来源于外胚间充质的牙囊细胞组成,其中包括了具有自我更新和分化功能的干细胞,将来可向不同方向分化为成牙骨质细胞、成纤维细胞和成骨细胞。

　　**(三)肉眼观察钟状期牙胚**

　　**(四)钟状期牙胚镜下特点**

　　1. 方法与帽状期同(图 1-10-2)。

　　2. 重点观察成釉器三种细胞的进一步分化的形态学特征,特别注意中间层的出现,中间层位于何处,形态特征如何。

　　3. 进一步观察牙乳头、牙囊的分化形态特征。此期,牙板与牙胚的关系有何变化,牙板本身的形态有何变化。

　　4. 钟状后期牙胚,牙体硬组织形成。

　　(1)冠部牙本质、牙釉质的发育:牙本质首先在邻近内釉上皮内凹面(切缘和牙尖部位)的牙乳头中形成,紧接着成釉细胞在牙本质的表面形成一层牙釉质,牙本质与牙釉质交叉形成,层层沉积。

　　(2)成釉器的形态特征:外釉上皮形成许多褶,邻近牙囊的间充质细胞进入褶之间,内含毛细血管。

（3）上皮根鞘的位置、形态：上皮根鞘与根部牙本质的形成有何关系，根部牙本质是如何形成的（内釉和外釉上皮细胞在颈环处增生，形成的双层上皮称为上皮根鞘，内面包围着牙乳头细胞，外面由牙囊细胞包绕。被上皮根鞘包进的牙乳头细胞向根尖增生，其外层细胞与上皮细胞基底膜接触，分化出成牙本质细胞，进而形成根部牙本质）。

## 三、作业

简绘钟状期的牙胚图。

## 四、思考题

1. 牙板、成釉器及牙胚的形成与组织结构。
2. 牙胚形成过程中的细胞分化。
3. 上皮根鞘和成釉器的结局。

（韩　琪）

# 第二部分 口腔病理学

## 实验一 龋 病

### 一、目的要求

（一）掌握牙釉质龋由深层到表层的四个区的病理特征。

（二）掌握牙本质龋由深层到表层的四个区的病理特征。

（三）熟悉牙骨质龋的病理特征。

### 二、实习内容

#### （一）牙釉质早期龋

1. **肉眼观察** 龋病的好发部位为殆面窝沟、邻面和牙颈部，牙釉质早期龋呈粉白色或者棕黄色斑，牙釉质表面连续性未丧失（图 2-1-1A，图 2-1-2A）。

2. **镜下特点**

（1）平滑面龋：多呈底向外、尖向内的三角形及其他不典型的形态。牙釉质龋由深层至表层的四个区的病理变化如下（图 2-1-1B~ 图 2-1-1D）。

透明层：位于牙釉质龋的最深部。比正常牙釉质透明，一般釉柱结构不清，约有 50% 的标本可见此层。

暗层：紧接透明层，位于透明层的表面。釉柱结构消失或者模糊不清，呈灰黑色或者暗黄色。

病损体部：位于暗层与牙釉质表面之间。较为透明，牙釉质生长线、釉柱间质和横纹明显。

表层：位于牙釉质龋的最表面。小孔占牙釉质容积的 5%，完整，钙化比病损体部高。

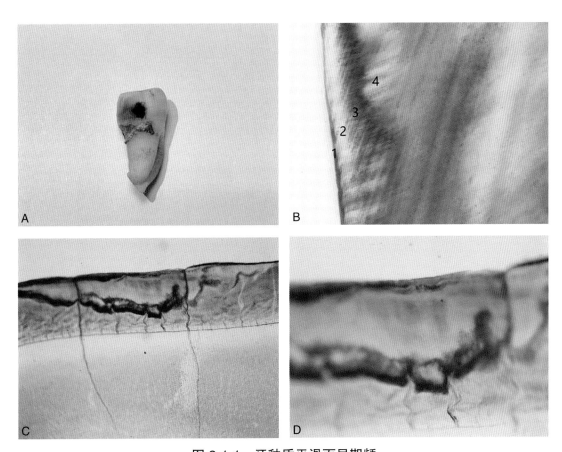

图 2-1-1　牙釉质平滑面早期龋

A. 大体标本　B. 磨片（1. 表层；2. 病损体部；3. 暗层；4. 透明层）（200 倍）　C. 磨片（40 倍）　D. 磨片（100 倍）

（2）窝沟龋：龋损从窝沟侧壁开始，形成尖向外底向内的三角形，口小底大，与平滑面龋的三角形方向相反（图 2-1-2B～图 2-1-2D）。

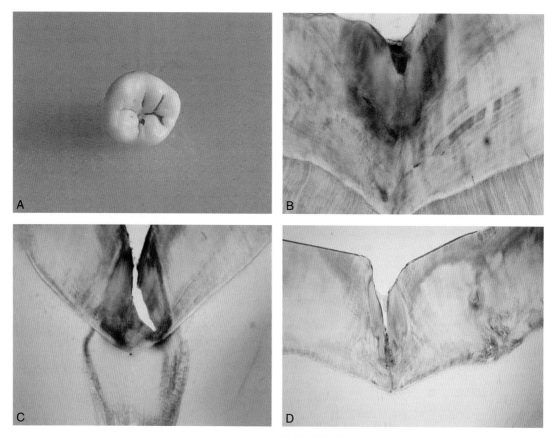

**图 2-1-2　牙釉质窝沟龋**

A. 大体标本　B. 病损自沟壁开始（磨片，100 倍）　C. 病变达釉牙本质界（磨片，40 倍）
D. 病变沿釉柱方向向深部扩展（磨片，40 倍）

## （二）牙本质龋

**1. 肉眼观察**　牙本质龋呈深棕色或者灰黑色，有深浅不等的龋洞（图 2-1-3A）。

**2. 镜下特点**　牙本质龋呈三角形病损，由深层到表层可分为以下四层（图 2-1-3B~ 图 2-1-3E）。

（1）透明层（硬化层）：变性的牙本质小管内有矿盐沉着，管腔被封闭，折光率与周围基质相似，故镜下呈透明状。

（2）脱矿层：无细菌进入，局部脱矿，远端成牙本质细胞突起变性坏死，小管空虚，呈现黑色，死区形成。

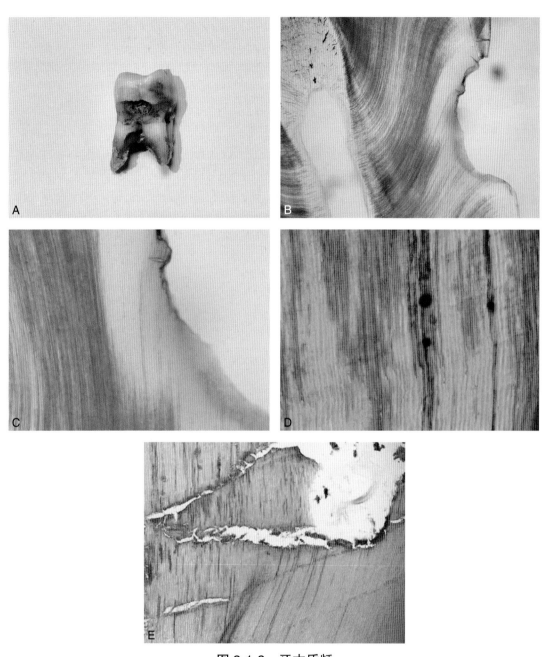

图 2-1-3　牙本质龋

A. 大体标本　B. 磨片（40 倍）　C. 磨片（100 倍）　D. 细菌侵入层内可见牙本质小管扩张、弯曲或形成串珠状（HE 染色,400 倍）　E. 细菌侵入层牙本质小管的融合形成横向裂隙（HE 染色,200 倍）

（3）细菌侵入层：牙本质小管内充满细菌，牙本质小管扩张、弯曲或形成串珠状，可形成裂隙。

（4）坏死崩解层：该层是病损的最外层，在制片过程中大部分脱落或残留少量无结构的腐败组织。

注：在牙本质龋磨片上仅可见透明层和脱矿层，腐败崩解层和细菌侵入层在HE染色切片上观察。

### （三）牙骨质龋

早期牙骨质表面有许多小而浅的凹陷，牙骨质龋进展较快，且颈部牙骨质很薄，所以病变很快进展到牙本质（图 2-1-4）。

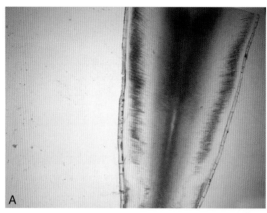

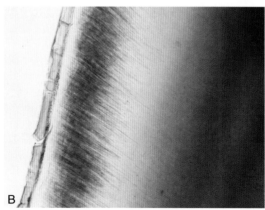

图 2-1-4　牙骨质龋磨片
A. 12.5 倍　B. 40 倍

## 三、作业

简绘早期牙釉质龋和牙本质龋示意图。

### 四、思考题

1. 简述龋病的发病机制:四联因素理论。

2. 简述牙釉质平滑面龋的特点和从内到外的分层。

3. 牙本质龋的组织结构特点和牙釉质不同,同时牙髓牙本质为一复合体,因此在龋病的组织学表现上不仅表现为脱矿和组织崩解,还有牙髓组织的防御反应。简要比较牙釉质龋和牙本质龋的组织结构特点。

4. 龋病的发生和发展与牙釉质、牙本质和牙骨质的结构密切相关。牙釉质、牙本质和牙骨质的理化性质及组织结构与龋病发生的关联是什么?

5. 影响龋病发生的因素有哪些?

（李　茂　汤亚玲）

# 实验二　牙　髓　病

## 一、目的要求

（一）掌握慢性牙髓炎 3 种类型的病理变化和临床特点。

（二）熟悉牙髓变性、牙髓坏死的病理特征。

（三）了解牙体吸收的类型及概念。

## 二、实习内容

### （一）慢性闭锁性牙髓炎急性发作伴脓肿形成

慢性闭锁性牙髓炎急性发作伴脓肿形成的镜下特点如下（图 2-2-1）。

（1）牙本质龋损部分已经累及牙本质全层但未穿髓。

（2）髓角近龋损底部可见脓腔。

（3）脓肿周围被炎性肉芽组织或者纤维组织包绕。

（4）牙髓血管扩张,炎症细胞浸润。

### （二）慢性增生性牙髓炎

慢性增生性牙髓炎的镜下特点如下（图 2-2-2）。

（1）龋洞宽广或为残冠(根),从洞内突出一增生的软组织。

（2）慢性增生性牙髓炎因其构成成分不同可分为溃疡型和上皮型。

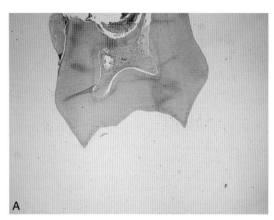
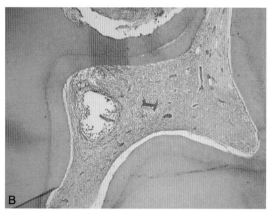
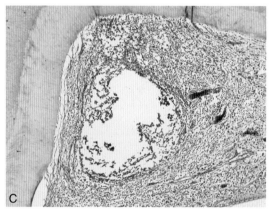

图 2-2-1  慢性闭锁性牙髓炎急性发作伴脓肿形成镜下观（HE 染色）

A. 12.5 倍  B. 40 倍  C. 100 倍

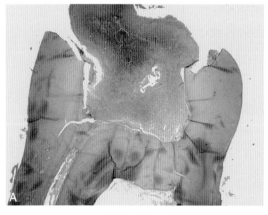
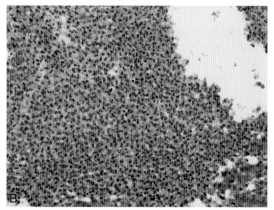

图 2-2-2  慢性增生性牙髓炎（溃疡型）镜下观（HE 染色）

A. 炎性肉芽组织充满龋洞，表面未覆盖上皮（12.5 倍）  B. 大量中性粒细胞浸润（400 倍）

（3）溃疡性表现为充满龋洞的炎性肉芽组织，表面被覆炎性渗出物和坏死组织，深层为慢性炎症细胞浸润及新生的毛细血管。

（4）上皮型息肉的外表覆盖复层鳞状上皮，下方的息肉由大量成纤维细胞和胶原纤维构成，其间散在慢性炎症细胞浸润。

### （三）慢性溃疡性牙髓炎

慢性溃疡性牙髓炎的镜下特点如下。

（1）患牙有较大的穿髓孔。

（2）穿髓孔表面为炎性渗出物、食物残渣及坏死物质覆盖。

（3）穿髓孔下方为炎性肉芽组织和新生的胶原纤维。

（4）深部牙髓组织表现为血管充血扩张，散在淋巴细胞、浆细胞、巨噬细胞等慢性炎症细胞浸润。

### （四）成牙本质细胞层空泡性变

成牙本质细胞层空泡性变的镜下特点如下（图 2-2-3）。

成牙本质细胞体积变小，细胞间水泡将成牙本质细胞挤压成堆，状似稻草束。

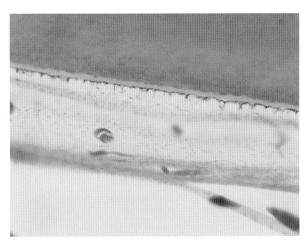

图 2-2-3　成牙本质细胞层空泡性变（HE 染色，200 倍）

### （五）牙髓钙化

牙髓钙化的镜下特点如下（图 2-2-4）。

（1）髓石多见于髓室内。

（2）牙髓近根尖端有弥散性钙盐沉着，为紫色细砂状颗粒，部分颗粒相互融合。

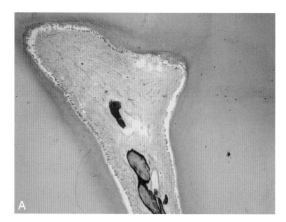

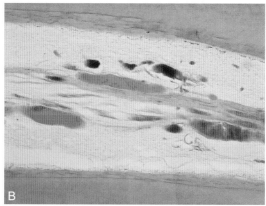

图 2-2-4　牙髓钙化镜下观（HE 染色）

A. 髓石（40 倍）　B. 弥散性钙化（100 倍）

## （六）牙髓网状萎缩

牙髓网状萎缩的镜下表现：牙髓整体呈现纤维网状结构（图 2-2-5）。

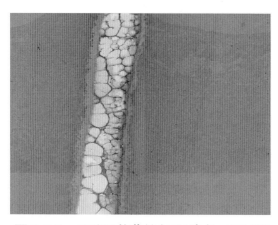

图 2-2-5　牙髓网状萎缩（HE 染色，100 倍）

## 三、作业

简绘慢性闭锁性牙髓炎急性发作伴脓肿形成示意图。

## 四、思考题

1. 牙髓炎具有炎症反应所出现的炎症细胞浸润、血管扩张充血甚至脓肿形成的特点,但由于牙髓组织位于硬性的髓腔中,同时牙髓组织缺乏定位感受器,因此,在牙髓炎症中临床表现为剧烈的疼痛和无法定位的特点。请简述3种慢性牙髓炎的临床病理特征。

2. 由于牙髓组织血供不足,当牙髓炎症长期存在时可能会出现哪些牙髓变性,各自的病理特征是什么?

3. 细菌感染牙髓的主要途径有哪些? 其中龋病与牙髓炎症的关系有哪些?

(李 茂 汤亚玲)

# 实验三 根尖周病

## 一、目的要求

(一) 掌握急性和慢性根尖周炎的临床和病理变化特征。

(二) 根尖周肉芽肿是慢性根尖周炎的中心病变,深入理解随着抵抗力、病原刺激强度的变化,根尖周肉芽肿与其他类型根尖周炎的转化关系。

## 二、实习内容

### (一) 根尖周肉芽肿

1. **肉眼观察** 根尖周肉芽肿呈暗红色软组织一堆,常常与残根根尖相连,表面光滑,实质性。

2. **镜下特点**(图 2-3-1 ) 根尖周组织破坏,代之以炎性肉芽组织(毛细血管和成纤维细胞增生以及大量淋巴细胞、浆细胞浸润),周围有纤维组织包绕,肉芽组织可见胆固醇晶体裂隙以及呈灶性分布的泡沫细胞。

### (二) 根尖周囊肿

1. **肉眼观察** 根尖周囊肿呈灰红色囊性病灶,内表面光滑(图 2-3-2A )。

2. **镜下特点** (图 2-3-2B~ 图 2-3-2H )。

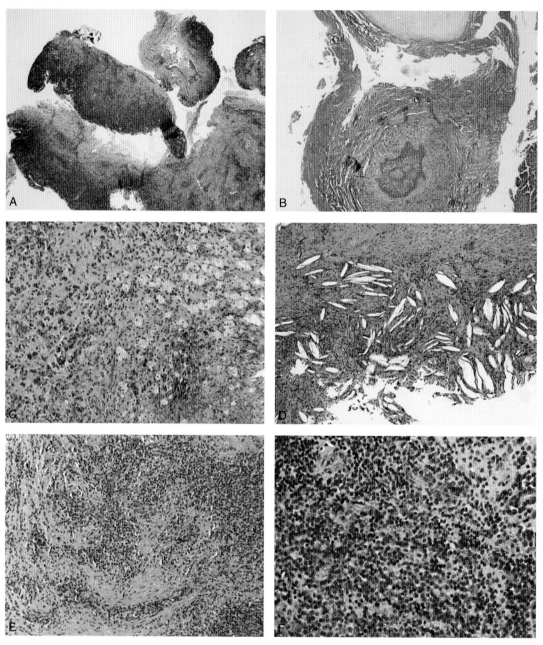

**图 2-3-1　根尖周肉芽肿镜下观（HE 染色）**

A. 根尖区纤维结缔组织炎症细胞浸润（40 倍）　B. 根尖区炎性肉芽组织增生（40 倍）
C. 泡沫细胞（200 倍）　D. 胆固醇晶体裂隙（100 倍）　E. 炎症细胞浸润（200 倍）　F. 淋巴
细胞和浆细胞浸润（400 倍）

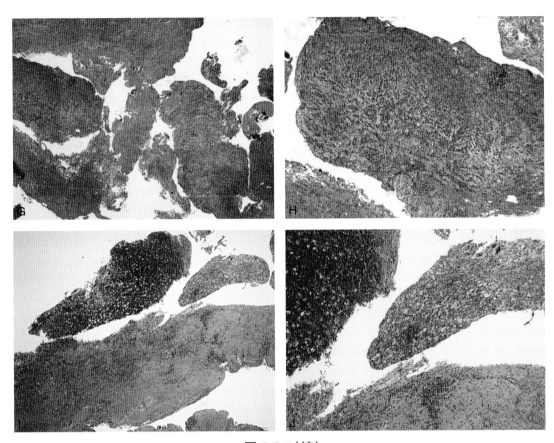

图 2-3-1(续)

G. 炎性肉芽组织(100倍)　H. 炎症细胞密集浸润(200倍)　I. 纤维组织内出血(40倍)
J. 泡沫细胞(100倍)

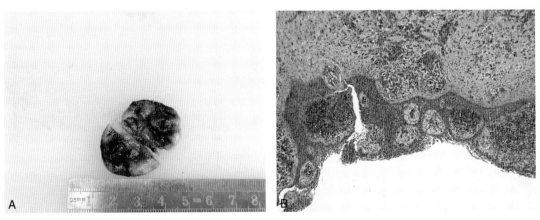

图 2-3-2　根尖周囊肿
A. 大体标本　B. 衬里上皮(HE染色,100倍)

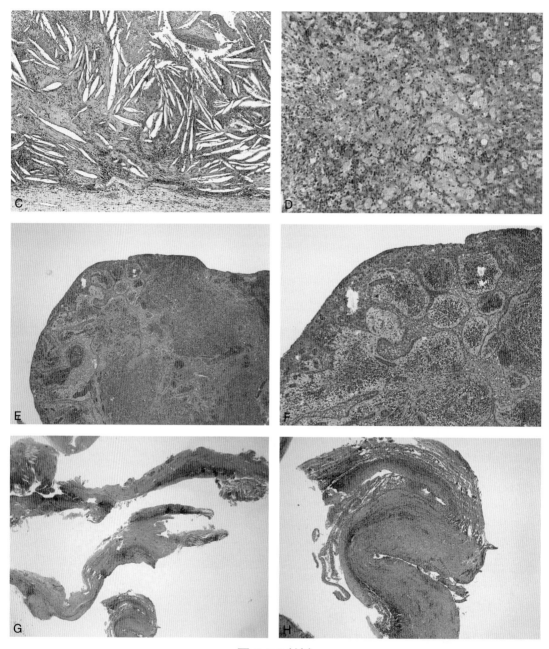

图 2-3-2(续)

C. 胆固醇晶体裂隙(HE 染色,40 倍)　D. 泡沫细胞(HE 染色,200 倍)　E. 囊壁组织慢性
炎症改变(HE 染色,40 倍)　F. 衬里上皮呈网状增生(HE 染色,100 倍)　G. 纤维囊壁组织
(HE 染色,12.5 倍)　H. 衬里上皮与纤维囊壁组织分离(HE 染色,40 倍)

（1）囊腔面内衬无角化的复层鳞状上皮,多数有不规则增生,增生的上皮钉突可相互连接成网。

（2）囊壁为增生的胶原纤维,其中有淋巴细胞、浆细胞等慢性炎症细胞浸润。

（3）囊壁内可见含铁血黄素和胆固醇晶体沉积,少数可见透明小体。

### （三）根尖周脓肿

根尖周脓肿的镜下特点如下（图 2-3-3）。

（1）脓肿中央为坏死液化组织和中性粒细胞。

（2）脓肿周围为炎性肉芽组织,其中散在中性粒细胞、淋巴细胞、浆细胞、巨噬细胞和新生的毛细血管。

（3）炎性肉芽组织外周包绕着纤维结缔组织。

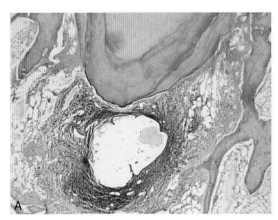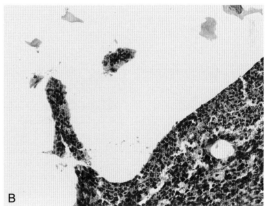

**图 2-3-3　根尖周脓肿镜下观（HE 染色）**

A. 根尖区组织液化坏死形成脓肿（40 倍）　B. 周围为炎性肉芽组织,中性粒细胞、淋巴细胞、浆细胞浸润（400 倍）

## 三、作业

简绘慢性根尖周脓肿和根尖周肉芽肿示意图。

## 四、思考题

1. 简述根尖周肉芽肿的临床病理特征。

2. 根尖周病的转归比较复杂,同时根尖周病和牙髓病密切相关。简述根尖周病的病因或来源,可能的转归,以及对牙槽骨的影响。

（李　茂　汤亚玲）

# 实验四 牙周组织病

## 一、目的要求

（一）掌握慢性牙周炎在活动期和静止期的病理变化。

（二）掌握牙周炎的发病机制，熟悉牙周炎的临床表现。

（三）熟悉各种类型牙龈病的病因和病理特点。

## 二、实习内容

### （一）慢性龈炎

慢性龈炎的镜下特点如下（图 2-4-1）。

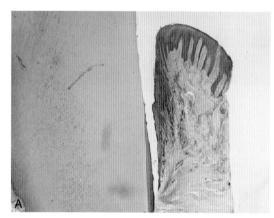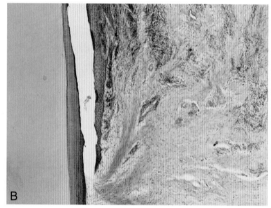

图 2-4-1　慢性龈炎镜下观（HE 染色）
A. 40 倍　B. 100 倍

（1）炎症浸润范围主要局限于龈沟底的游离龈部分。

（2）结合上皮增生，钉突伸长。龈沟内可见牙面附着牙石。

（3）上皮下固有层结缔组织内血管扩张、充血，炎症细胞浸润，以中性粒细胞为主，还可见淋巴细胞和浆细胞。

（4）牙周膜和牙槽嵴一般不受侵犯。

### （二）龈增生

龈增生的镜下特点如下（图 2-4-2）。

（1）牙龈上皮下有大量成束的胶原纤维增生，上皮钉突细长，深入胶原纤维束中。

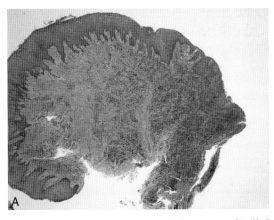
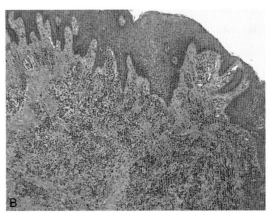

图 2-4-2　龈增生镜下观（HE 染色）
A. 40 倍　B. 100 倍

（2）炎症不明显。

### （三）慢性牙周炎

慢性牙周炎的镜下特点如下（图 2-4-3）。

（1）龈上及龈下多数可见牙石。

（2）和牙龈炎相比，结合上皮向根方增殖和延伸，与牙面分离，有深牙周袋形成。

（3）结合上皮下方的胶原纤维有不同程度的水肿、变性、丧失，牙槽嵴顶骨质可见吸收。

（4）牙周袋内有大量的中性粒细胞、淋巴细胞和浆细胞浸润，牙周膜间隙增宽。

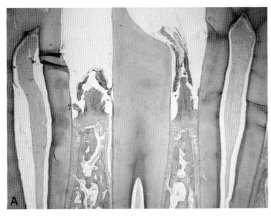
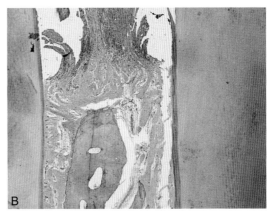

图 2-4-3　慢性牙周炎镜下观（HE 染色）
A. 活动期牙周炎（12.5 倍）　B. 牙槽嵴顶呈水平吸收（40 倍）

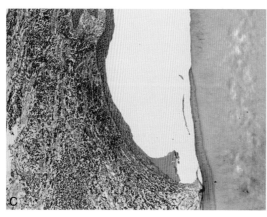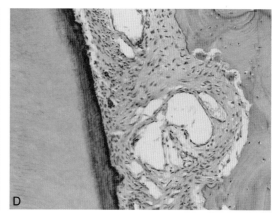

图2-4-3　慢性牙周炎镜下观（HE 染色）

C. 结合上皮向根方延伸形成深牙周袋（100 倍）　D. 固有牙槽骨可见破骨细胞性骨吸收（200 倍）

（5）牙周炎修复期结合上皮周围的炎症明显减少，牙周袋与牙槽骨之间可见粗大的胶原纤维束增生，牙槽骨吸收呈静止状态，牙骨质和牙槽骨重新沉积。

## 三、作业

简绘慢性牙周炎活动期示意图。

## 四、思考题

1. 牙龈炎症主要发生在牙龈组织中，一般不波及到周围的牙周膜和牙槽骨，并且结合上皮的位置也不发生改变。简述非菌斑性牙龈炎的类型、病因及病理特征。

2. 牙周炎的组织学表现集中在：牙龈炎症；结合上皮位置改变；牙槽骨的吸收和牙周膜主纤维的破坏。试比较活动期牙周炎和静止期牙周炎的病理变化特征。

3. 试从"牙周炎的破坏过程是口腔菌斑与宿主之间通过复杂的分子机制相互作用的结果"，谈谈慢性牙周炎的发病机制。

（李　茂　汤亚玲）

# 实验五　口腔黏膜病

## 一、目的要求

（一）掌握口腔黏膜病基本病理变化,如过度角化、角化不良、棘层增生、上皮异常增生、基底细胞空泡性变及液化变性、棘层松解、疱、溃疡等。

（二）掌握口腔常见黏膜病的病理特点,包括口腔白斑、口腔红斑、口腔扁平苔藓、寻常型天疱疮、良性黏膜类天疱疮、慢性盘状红斑狼疮念珠菌病、复发性阿弗他溃疡等。

（三）熟悉其他口腔黏膜病的病理特征,如慢性盘状红斑狼疮、肉芽肿性唇炎、白色海绵状斑痣。

## 二、实习内容

### （一）口腔黏膜白斑

1. **口内观察**　黏膜表面有灰白色或乳白色斑块,与黏膜表面平齐或稍高起。疣状白斑的黏膜呈刺状或乳头状增生(图 2-5-1A,图 2-5-1C)。

2. **镜下特点**　(图 2-5-1B,图 2-5-1D~ 图 2-5-1I)

（1）上皮表层过度角化(角化层增厚,表现为过度正角化、过度不全角化或二者混合),当过度正角化时,颗粒层明显,细胞质含有大量嗜碱性颗粒。疣状白斑的上皮表面高低不平呈刺状或乳头状增生,表层过度角化。

（2）棘层增生(程度不等),上皮钉突伸长变粗,基底膜清晰。

（3）上皮可有不同程度的异常增生,分为轻、中、重度。

（4）固有层淋巴细胞、浆细胞浸润。

（5）白斑癌变是指在黏膜白斑的基础上出现鳞状细胞癌,增生的癌细胞突破基底膜伸入结缔组织内形成癌巢。可见黏膜白斑到鳞状细胞癌的移行变化。

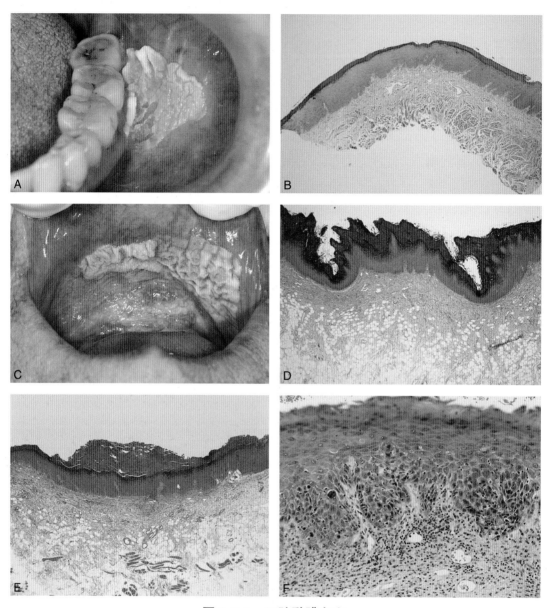

**图 2-5-1　口腔黏膜白斑**

A. 口腔黏膜白斑口内观　B. 口腔黏膜白斑镜下观（HE 染色，40 倍）　C. 疣状白斑口内观
D. 疣状白斑镜下观（HE 染色，40 倍）　E. 轻度上皮异常增生镜下观（HE 染色，40 倍）　F. 中
度上皮异常增生镜下观（HE 染色，200 倍）

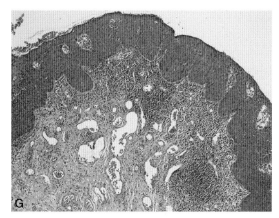
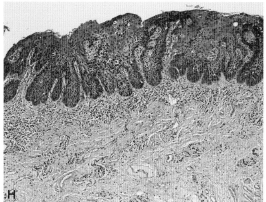
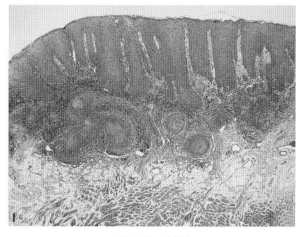

**图 2-5-1（续）**

G. 重度上皮异常增生镜下观（HE 染色,100 倍）　H. 重度上皮异常增生镜下观（HE 染色,100 倍）　I. 早期浸润镜下观（HE 染色,40 倍）

### （二）扁平苔藓

**1. 口内观**　黏膜表面出现白色或灰白色条纹,呈网状、线状、环状或树枝状（图 2-5-2A）。

**2. 镜下特点**　（图 2-5-2B~ 图 2-5-2D）

（1）上皮表层过度不全角化或无角化（对应黏膜白色条纹或发红）。

（2）棘层增生或萎缩,上皮钉突细长,常呈锯齿状。

（3）基底细胞空泡性变及液化变性,基底细胞排列紊乱,基底膜不清,严重时形成上皮下疱。

（4）固有层淋巴细胞呈带状浸润（位置浅,紧靠上皮,淋巴细胞密集浸润）。

（5）在上皮棘层、基底层或黏膜固有层有时可见胶样小体。

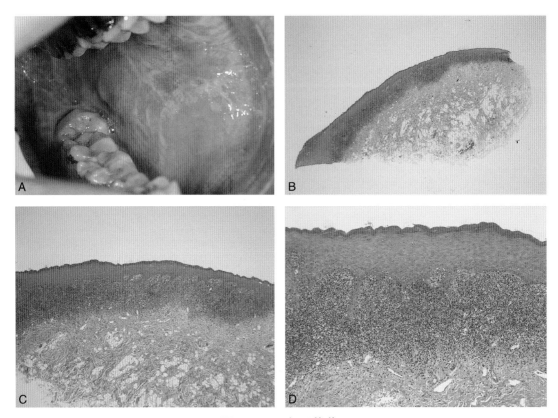

**图 2-5-2　扁平苔藓**

A. 口内观　B. 镜下观（HE 染色,12.5 倍）　C. 镜下观（HE 染色,40 倍）　D. 镜下观（HE 染色,100 倍）

### (三) 寻常型天疱疮

**1. 口内观**　黏膜表面糜烂,表面看似正常的黏膜,刺激后形成疱(图 2-5-3A)。

**2. 镜下特点**　(图 2-5-3B~ 图 2-5-3F)

(1) 棘层松解,上皮内疱:分清疱顶和疱底,如果疱顶破裂脱落,仍可见疱底。

(2) 疱底可见乳头向上的绒毛状突出,乳头表面覆盖一层基底细胞。

(3) 疱腔内可见单个或者成团的棘细胞,即"天疱疮细胞"(细胞大,呈圆形,核大而深染,核周有细胞质晕)。

(4) 固有层淋巴细胞浸润及少量嗜酸性粒细胞浸润。

(5) 直接免疫荧光检测:鱼网状(荧光物质在棘细胞间沉积)。

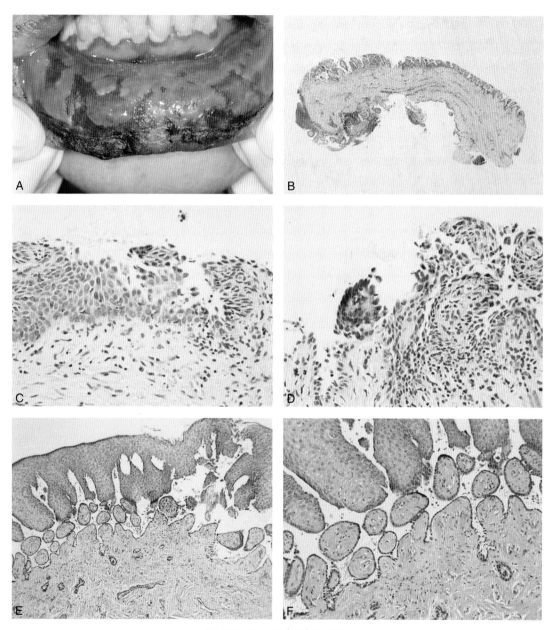

**图 2-5-3　寻常型天疱疮**

A. 口内观　B. 镜下观（HE 染色,12.5 倍）　C. 天疱疮细胞镜下观（HE 染色,400 倍）　D. 疱底仅见一层基底细胞附着于呈绒毛状的结缔组织上（HE 染色,400 倍）　E. 上皮棘层松解,形成上皮内疱（HE 染色,100 倍）　F. 疱底见不规则的乳头向上突起呈绒毛状（HE 染色,400 倍）

#### (四)良性黏膜类天疱疮

**1. 口内观** 黏膜表面糜烂,表面看似正常的黏膜,刺激后形成疱(图 2-5-4A )。

**2. 镜下特点** (图 2-5-4B~ 图 2-5-4D )

(1)基底细胞变性,形成上皮下疱,病损部位的上皮全层剥脱。

(2)无棘层松解,上皮完整。

(3)直接免疫荧光技术可见病损部位上皮基底膜区域形成一条翠绿色的荧光带。

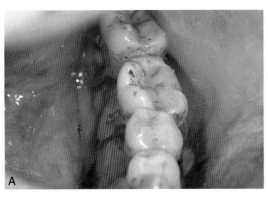
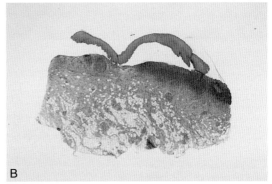
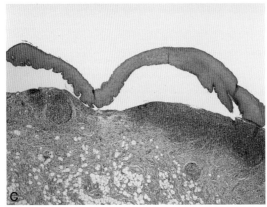
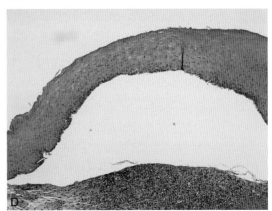

**图 2-5-4 良性黏膜类天疱疮**

A. 口内观 B. 镜下观(HE 染色,12.5 倍) C. 镜下观(HE 染色,40 倍) D. 镜下观(HE 染色,100 倍)

#### (五)慢性盘状红斑狼疮

**1. 口内观** 病变类似糜烂型扁平苔藓,形成表现多样的白色和红色病变。白色病变呈网状条纹,但常散乱分布,不对称;红色病变呈萎缩或浅表糜烂的不规则红斑(图 2-5-5A )。

**2. 镜下特点** (图 2-5-5B~ 图 2-5-5E )

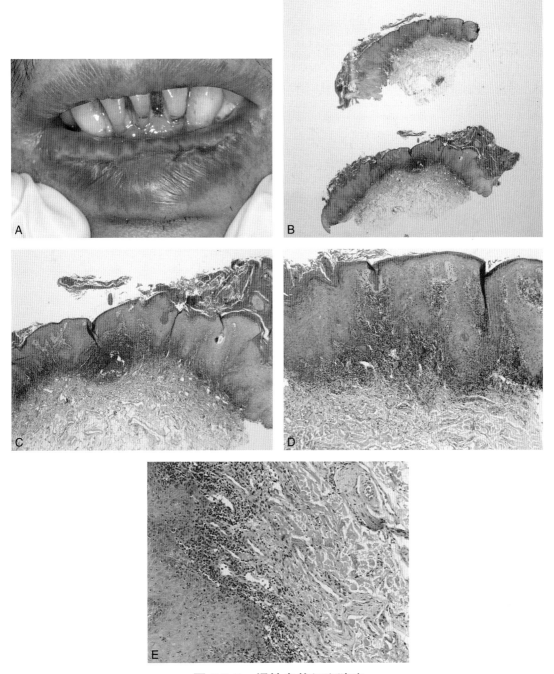

**图 2-5-5 慢性盘状红斑狼疮**

A. 口内观 B. 镜下观（HE 染色,12.5 倍） C. 镜下观（HE 染色,40 倍） D. 镜下观（HE 染色,100 倍） E. 镜下观（HE 染色,200 倍）

（1）上皮萎缩变薄。

（2）表层过度角化或不全角化,部分区域可见角质栓。

（3）粒层明显,棘层萎缩。

（4）基底细胞液化,上皮和固有层间形成小的裂隙或小疱。

（5）固有层胶原纤维可见纤维素样变性以及血管周围炎。

（6）直接免疫荧光技术可见病损部位上皮基底膜区域形成一条翠绿色的荧光带,又称为"狼疮带"。

### （六）复发性阿弗他溃疡

**1. 口内观**　圆形或椭圆形的溃疡,直径小于 1cm,表面覆盖黄白色假膜,周围有清楚的红晕(图 2-5-6A )。

**2. 镜下特点**　(图 2-5-6B~ 图 2-5-6D )　黏膜上皮水肿,部分上皮糜烂、溃疡,结缔组织中有密集的炎症细胞浸润,毛细血管扩张充血。

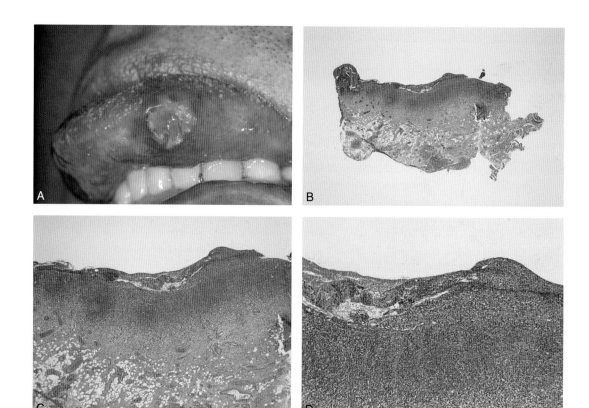

**图 2-5-6　复发性阿弗他溃疡**

A. 口内观　B. 镜下观（HE 染色,12.5 倍）　C. 镜下观（HE 染色,40 倍）　D. 镜下观（HE 染色,100 倍）

### (七) 念珠菌病

1. **口内观**　黏膜表面可见柔软、易碎的白色凝乳状斑片（图 2-5-7A）。

2. **镜下特点**　（图 2-5-7B~ 图 2-5-7D）

（1）黏膜表现为急性或慢性炎症。

（2）在角化层或上皮浅层 1/3 处可见菌丝。

（3）棘层增生，上皮钉突呈圆形。

（4）结缔组织中见血管内充血及慢性炎症细胞浸润。

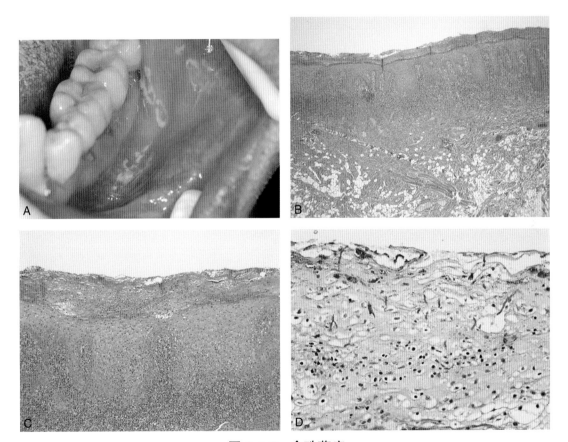

**图 2-5-7　念珠菌病**

A. 口内观　B. 镜下观（HE 染色，40 倍）　C. 镜下观（HE 染色，100 倍）　D. 上皮角化层中有菌丝（PAS 染色，400 倍）

## 三、作业

简绘口腔白斑或口腔扁平苔藓示意图。

## 四、思考题

1. 口腔黏膜白色病变有哪些？从临床病理角度如何鉴别诊断。

2. 口腔黏膜疱性疾病有哪些？从临床病理角度如何鉴别诊断。

3. 口腔黏膜溃疡的临床病理诊断和鉴别诊断。

4. 你所知道的口腔黏膜感染性疾病有哪些？从病因、临床及病理方面加以比较。

5. 你知道哪些全身性疾病可以在口腔黏膜上呈现出来，需要高度警惕而不至于误诊漏诊。

6. 你所知道的口腔黏膜自身免疫性疾病有哪些？请从临床病理角度加以比较。

7. 什么是口腔黏膜潜在恶性病变（oral potential malignant disorders，OPMD）？你所知道的口腔黏膜潜在恶性病变有哪些？

8. 结合桥粒、半桥粒的分子结构谈谈口腔黏膜大疱性疾病的病变形成机理。

（李 茂 吴兰雁）

# 实验六 唾液腺非肿瘤性疾病

## 一、目的要求

（一）掌握舍格伦综合征的临床病理特征。

（二）熟悉唾液腺炎症的临床病理特征。

## 二、实习内容

### （一）慢性下颌下腺炎

慢性下颌下腺炎的镜下特点如下（图 2-6-1）。

（1）腺小叶轮廓存在，腺泡萎缩、消失而被增生的纤维组织取代。

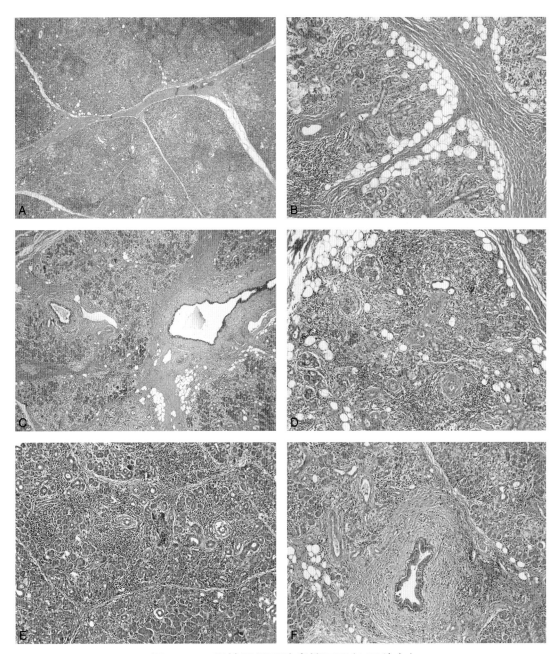

**图 2-6-1　慢性下颌下腺炎镜下观（HE 染色）**
A. 腺小叶轮廓存在（40 倍）　B. 腺泡萎缩（100 倍）　C. 导管扩张（100 倍）　D. 导管周围纤维化（100 倍）　E. 间质内较多的炎症细胞浸润（100 倍）　F. 导管呈不规则扩张（100 倍）

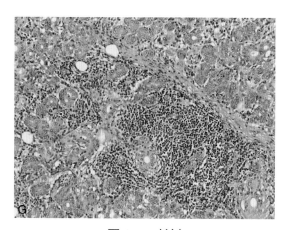

**图 2-6-1（续）**

G. 导管周围淋巴细胞浆细胞浸润（200 倍）

（2）导管扩张、增生，管腔内有黏液和炎症细胞潴留，导管上皮有不同程度的鳞状上皮化生。病变在导管周围比较严重，并可见不同程度的纤维化。

（3）间质内较多的炎症细胞浸润，多为淋巴细胞、浆细胞及少量中性粒细胞和嗜酸性粒细胞，并可见淋巴滤泡形成。

### （二）IgG4 相关唾液腺炎

1. 患者可表现为唾液腺和泪腺肿大，可单侧或双侧（图 2-6-2A，图 2-6-2B）。

2. 镜下特点（图 2-6-2C~ 图 2-6-2F）。

（1）唾液腺实质萎缩，但是小叶结构尚存。

（2）腺泡萎缩消失，而为大量淋巴细胞、嗜酸性粒细胞和 IgG4 阳性浆细胞取代。

（3）唾液腺导管周围纤维化，小叶间结缔组织显著增生，并有玻璃样变性。

（4）导管扩张，导管上皮可发生鳞状化生。

### （三）涎石病

涎石病的镜下特点如下。

（1）结石可发生于导管内或腺体内（图 2-6-3A）。

（2）结石所在部位的导管增生扩张，或出现鳞状化生。

（3）腺泡变性、萎缩、消失，代之以纤维结缔组织增生和慢性炎症细胞浸润（图 2-6-3B~ 图 2-6-3E）。

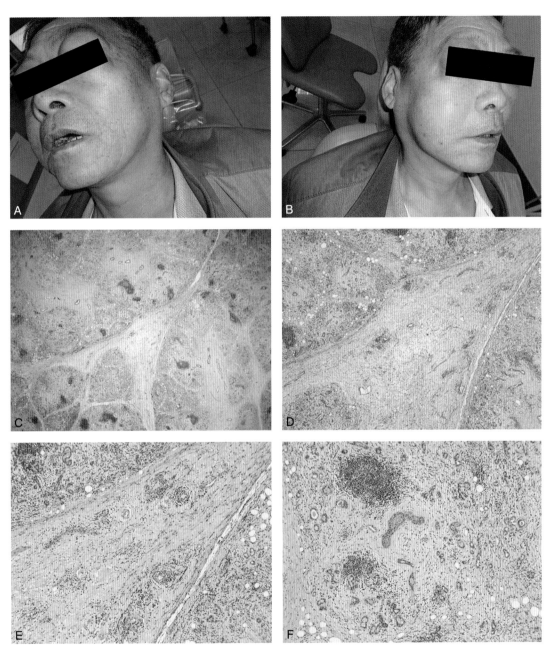

**图 2-6-2　IgG4 相关唾液腺炎**

A. 患者左侧泪腺、腮腺肿大　B. 患者右侧泪腺、腮腺肿大　C. HE 染色,40 倍　D. 间质中纤维增生（HE 染色,40 倍）　E. 淋巴细胞浆细胞浸润（HE 染色,100 倍）　F. 淋巴滤泡（HE 染色,100 倍）

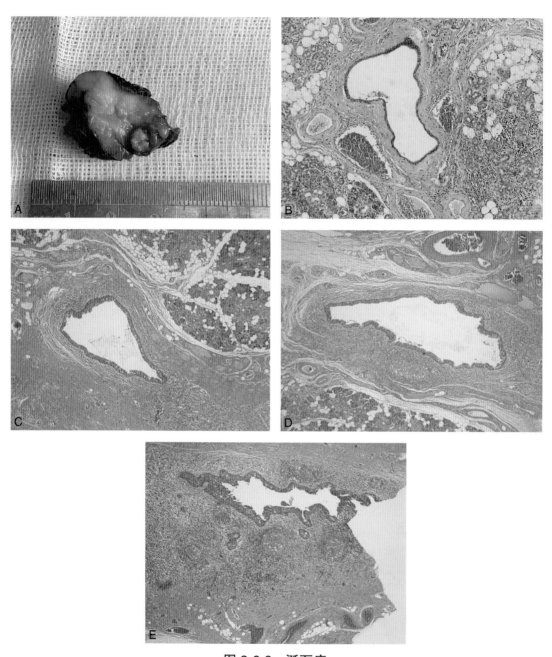

图 2-6-3　涎石病

A. 腺体内可见结石　B. 腺泡萎缩、消失，代之以纤维组织增生和慢性炎症细胞浸润（HE 染色，100 倍）　C. 扩张的导管（HE 染色，40 倍）　D. 扩张的导管，导管周围的炎症细胞浸润（HE 染色，40 倍）　E. 扩张的部分导管，导管双层上皮细胞，导管周围的炎症细胞浸润（HE 染色，40 倍）

### （四）舍格伦综合征

舍格伦综合征的镜下特点如下（图 2-6-4）。

（1）腺小叶轮廓清晰可见，有的小叶边缘还残存少许导管和腺泡。

（2）小叶中心病变较重，腺泡破坏消失，被密集的淋巴细胞取代。

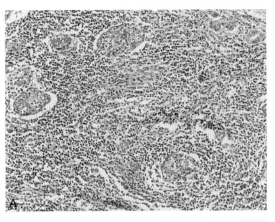
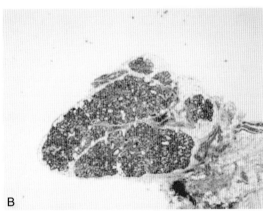
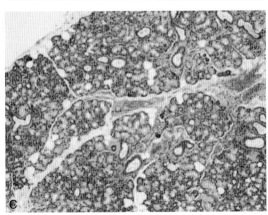

图 2-6-4　舍格伦综合征镜下观（HE 染色）

A. 肌上皮岛形成（200 倍）　B. 唇腺：腺泡萎缩，导管扩张（40 倍）　C. 间质中淋巴细胞呈灶性浸润（200 倍）

（3）小叶内导管上皮增生形成实质性肌上皮岛。

（4）小叶内导管增生扩张,有时形成囊腔。

## 三、作业

简绘舍格伦综合征示意图。

## 四、思考题

1. 舍格伦综合征的镜下表现常常与临床特点一致,大量腺泡萎缩,造成了唾液腺液体分泌减少,患者易出现口干等症状。试用表格形式比较舍格伦综合征、慢性下颌下腺炎和慢性硬化性唾液腺炎的临床病理特征。

2. 简述唇腺活检在舍格伦综合征诊断中的评价标准和意义。

（李　茂　汤亚玲）

# 实验七　颌　骨　疾　病

## 一、目的要求

（一）掌握颌骨骨髓炎的组织病理改变及其后果。

（二）熟悉纤维结构不良和骨化性纤维瘤的病理特征。

## 二、实习内容

### （一）颌骨慢性化脓性骨髓炎

颌骨慢性化脓性骨髓炎的镜下特点如下(图 2-7-1)。

（1）大量脓液的背景下可见死骨形成,死骨主要表现为骨细胞消失,骨陷窝空虚,骨小梁周围缺乏成骨细胞。

（2）死骨周围常有炎性肉芽组织,可见增生的成纤维细胞和新生的毛细血管,伴不同程度的淋巴细胞、浆细胞、巨噬细胞和中性粒细胞浸润。

### （二）纤维结构不良

1. **影像学特征**　病变骨区阻射性降低,呈磨玻璃样改变,与周围正常骨的界限不明显(图 2-7-2A)。

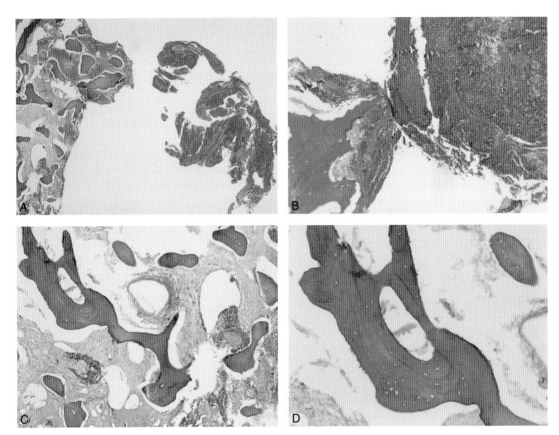

图 2-7-1　颌骨慢性化脓性骨髓炎

A. 图片左侧可见脓液中漂浮着多块死骨,死骨呈不规则形粉染均质状,纹理消失,骨小梁周围缺乏成骨细胞;图右侧主要为炎性肉芽组织(HE 染色,40 倍)　B. 纤维结缔组织中大量炎症细胞浸润(HE 染色,100 倍)　C. 大量死骨形成(HE 染色,100 倍)　D. 死骨骨细胞消失,骨陷窝空虚(HE 染色,200 倍)

### 2. 镜下特点(图 2-7-2B~ 图 2-7-2D)

(1)病变部位的正常骨组织被增生的纤维组织所代替,纤维组织中可见幼稚的、形状不规则的骨小梁,多为编织状骨,有时也可见板层骨。

(2)病变区骨小梁和周边正常骨组织连续,无明确分界。

(3)骨小梁周边常缺乏成骨细胞。

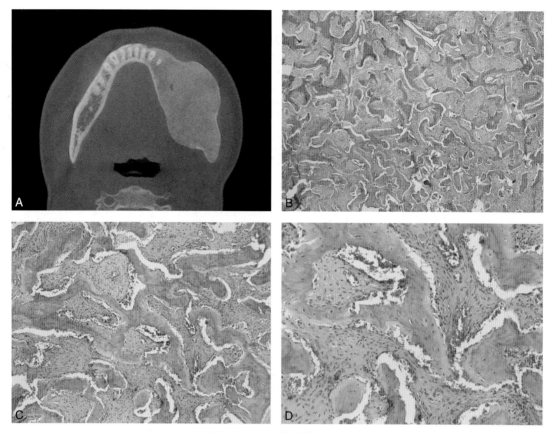

**图 2-7-2　纤维结构不良**

A. CBCT 影像　B. 纤维增生及纤维化骨,骨小梁缺乏连接,形成英文字母样的 C、O、V 等形状(HE 染色,40 倍)　C. 骨小梁周围缺乏成骨细胞(HE 染色,100 倍)　D. HE 染色,200 倍

### (三) 骨化纤维瘤

**1. 影像学特征**　边界清楚的单房性密度减低区,病变中央区常见不透光区(图 2-7-3A)。

**2. 镜下特点**(图 2-7-3B~ 图 2-7-3F)

(1)病变与周边正常骨组织分界清楚,或有包膜。

(2)病变由纤维性间质及矿化物两种基本成分构成。

(3)矿化物大小不等、形态不一、矿化程度不一,常形成骨小梁,多为编织骨,也可为板层骨,有时见矿化物呈圆形牙骨质小体样结构。

(4)骨小梁周边常可见成骨细胞。

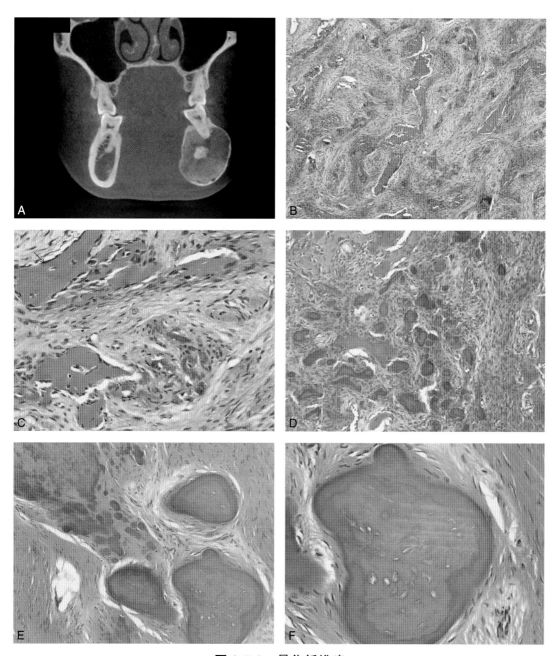

**图 2-7-3　骨化纤维瘤**

A. CBCT 影像　B. 富含成纤维细胞的结缔组织和小梁状骨组织（HE 染色，100 倍）　C. 骨小梁周围围绕成排的成骨细胞（HE 染色，400 倍）　D. 无细胞的嗜碱性矿化物，呈圆形或卵圆形，类似于牙骨质小体（HE 染色，200 倍）　E. 类牙骨质沉积物（HE 染色，200 倍）　F. 类牙骨质沉积物（HE 染色，400 倍）

## 三、作业

简绘颌骨慢性化脓性骨髓炎示意图(选做)。

## 四、思考题

1. 试比较骨化纤维瘤和纤维结构不良之间的临床病理特征。
2. 试比较不同类型颌骨骨髓炎的临床病理特征。

(李　茂　汤亚玲)

# 实验八　口腔颌面部囊肿

## 一、目的要求

(一)掌握含牙囊肿及牙源性角化囊肿的临床病理特征,熟悉牙源性囊肿的分类。

(二)熟悉非牙源性囊肿的分类、组织发生及临床病理特征。

## 二、实习内容

### (一) 含牙囊肿

**1. 肉眼观察**　含牙囊肿多为卵圆形囊性组织,单房性,囊腔内含牙冠,囊壁附着于牙颈部,囊壁内面光滑,内容物为淡黄色液体(图 2-8-1A)。

**2. X 线表现**　X 线示圆形透射区且边界清楚,囊腔内可含一个未萌的牙冠(图 2-8-1B)。

**3. 镜下特点**(图 2-8-1C,图 2-8-1D)

(1)囊壁衬里上皮具有缩余釉上皮特征,由 2~4 层扁平或矮立方状细胞构成,厚薄均匀,为无角化、无上皮钉突的复层鳞状上皮。

(2)纤维囊壁中有时可见牙源性上皮岛或上皮条索。

(3)若伴有感染,衬里上皮增厚、出现上皮钉突、囊壁内纤维组织增生伴慢性炎症细胞浸润。

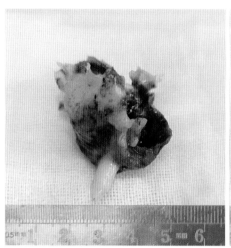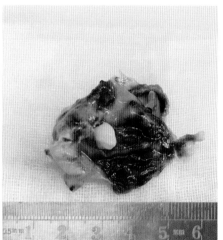

A

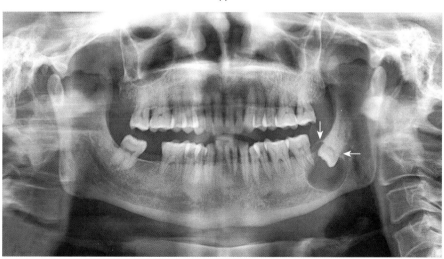

B

**图 2-8-1　含牙囊肿**

A. 大体标本示有一牙齿的牙冠突入囊腔内,囊壁附着于牙颈部　B. X 线示圆形透射区,内含一未萌牙冠

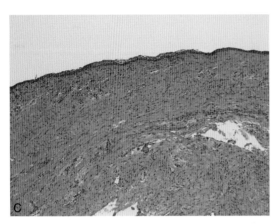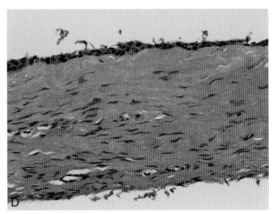

图 2-8-1（续）

C. 衬里上皮下方为纤维囊壁组织（HE 染色，100 倍）　D. 衬里上皮由 2~4 层扁平或矮立方状细胞构成，厚薄均匀，为无角化、无上皮钉突的复层鳞状上皮（HE 染色，400 倍）

### （二）牙源性角化囊肿

**1. 肉眼观察**　囊肿使颌骨呈梭形或者不规则形膨隆，骨壁变薄。剖面见囊肿多为单房性，偶见多房性，内容物为黄白色角化物或淡黄色液体，囊壁较薄（图 2-8-2A）。

**2. 镜下特点**（图 2-8-2B~ 图 2-8-2D）

（1）肿瘤衬里上皮为较薄的、厚度一致的复层鳞状上皮，由 5~8 层上皮细胞组成。上皮表面有呈小波浪或皱纹状的角化层，多为不全角化。

（2）棘细胞层较薄，常呈细胞内水肿。基底层由柱状或者立方状细胞组成，呈栅栏状排列，核远离基底膜（极性倒置）。

（3）上皮一般无钉突，与上皮下纤维层连接较平坦。

（4）纤维性囊壁较薄，但合并感染时，增厚的囊壁内有大量炎症细胞浸润，上皮可发生不规则增生，出现上皮钉突，角化消失。

（5）在纤维囊壁中可见子囊或者牙源性上皮岛。

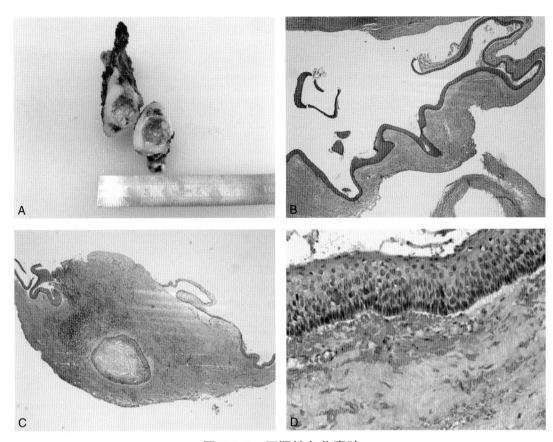

**图 2-8-2　牙源性角化囊肿**

A. 大体标本示下颌角膨隆,切面呈囊腔,囊内可见淡黄色内容物　B. 囊肿衬里上皮为复层鳞状上皮,厚度均匀,表面为波浪状的角化层,多为不全角化(HE 染色,40 倍)　C. 子囊(HE染色,40 倍)　D. 基底层为柱状或者立方状细胞,栅栏状排列,核远离基底膜,上皮一般无钉突,与上皮下纤维层连接较平坦(HE 染色,400 倍)

### (三) 牙源性钙化囊肿

1. **X 线表现**　X 线示边界清晰的透射区,单房或多房,常伴有阻射性物质(图 2-8-3A)。

2. **镜下特点**(图 2-8-3B~ 图 2-8-3D)

(1) 病变呈囊性,衬里上皮基底层细胞呈柱状或者立方状,呈栅栏状排列并远离基底膜,其浅层由排列疏松的星形细胞构成,与成釉器的星网状层相似。

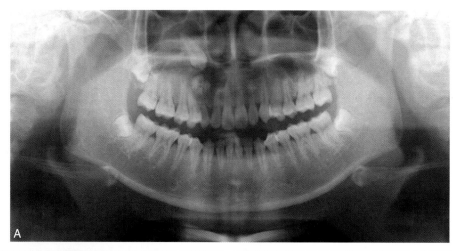

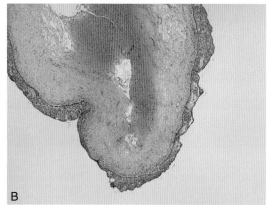

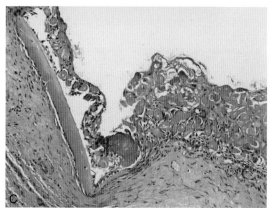

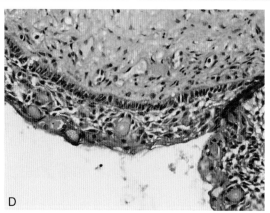

**图 2-8-3 牙源性钙化囊肿**

A. 全景片 B. 可见纤维囊壁组织和衬里上皮（HE 染色，40 倍） C. 上皮内可见影细胞团
（HE 染色，200 倍） D. 囊肿衬里上皮为立方状或矮柱状细胞，基底层细胞呈柱状、呈栅栏状
排列（HE 染色，400 倍）

（2）在衬里上皮和纤维囊壁内可见数量不等的影细胞灶,并有不同程度的钙化。影细胞呈圆形或卵圆形,细胞界限清楚,细胞质红染,胞核消失而不着色,在胞核部位出现阴影,故称影细胞。

（3）纤维囊壁中可存有牙源性上皮团和牙本质样物质。

### （四）甲状舌管囊肿

甲状舌管囊肿的镜下特点如下（图 2-8-4）。

（1）囊肿衬里上皮无特征性,可为假复层纤毛柱状上皮、复层鳞状上皮或两者均有。

（2）纤维囊壁血管丰富,有时可见发育不全的甲状腺滤泡或黏液腺组织。

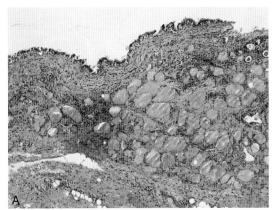
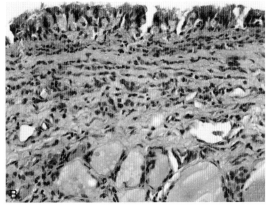

**图 2-8-4　甲状舌管囊肿**

A. 衬里上皮为假复层纤毛柱状上皮（HE 染色,100 倍）　B. 甲状腺滤泡（HE 染色,400 倍）

### （五）皮样囊肿

皮样囊肿的镜下特点如下（图 2-8-5）。

（1）衬里上皮为复层鳞状上皮。

（2）纤维囊壁内可见皮肤附件（毛囊、皮脂腺和汗腺）。

### （六）表皮样囊肿

表皮样囊肿的镜下特点如下（图 2-8-6）。

（1）衬里上皮为复层鳞状上皮。

（2）纤维囊壁内没有皮肤附件。

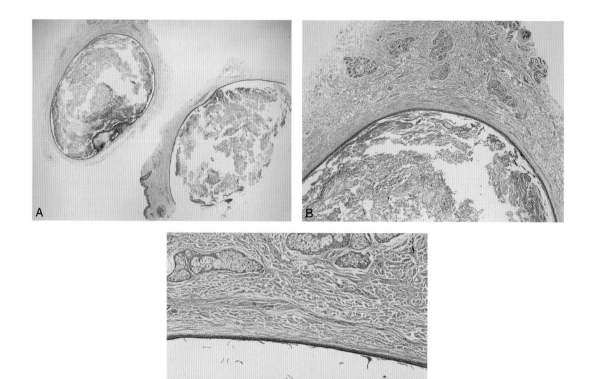

**图 2-8-5 皮样囊肿**

A. 病变呈囊性（HE 染色, 12.5 倍） B. 囊内容物为大量的角化物（HE 染色, 40 倍） C. 纤维囊壁内可见皮肤附件（HE 染色, 100 倍）

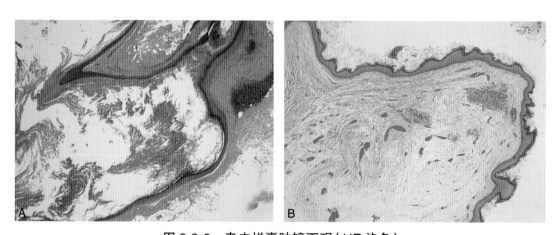

**图 2-8-6 表皮样囊肿镜下观（HE 染色）**

A. 囊内容物为大量的角化物（40 倍） B. 纤维囊壁内未见皮肤附件（40 倍）

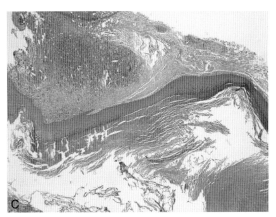
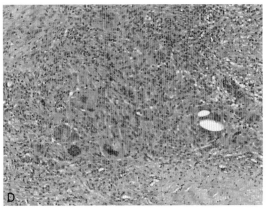

图 2-8-6（续）
C. 表皮样囊肿伴多核巨细胞（40 倍）　D. 多核巨细胞（200 倍）

### （七）外渗性黏液囊肿

外渗性黏液囊肿的镜下特点如下（图 2-8-7）。

囊壁由炎性肉芽组织或纤维组织构成，无衬里上皮。囊腔内充满吞噬了黏液的泡沫细胞。

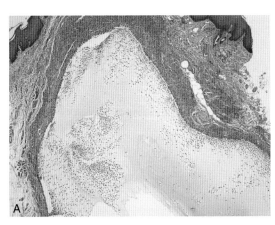
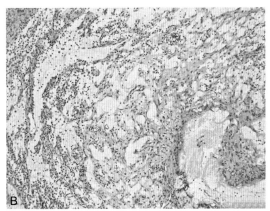

图 2-8-7　外渗性黏液囊肿镜下观（HE 染色）
A. 囊肿无衬里上皮（40 倍）　B. 囊腔内容物（100 倍）

### （八）潴留性黏液囊肿

潴留性黏液囊肿的镜下特点如下（图 2-8-8）。

潴留性黏液囊肿是唾液腺导管阻塞，唾液潴留致导管扩张而形成的囊性病损。囊腔内含有浓稠黏液，衬以假复层柱状、双层柱状或立方状上皮细胞。

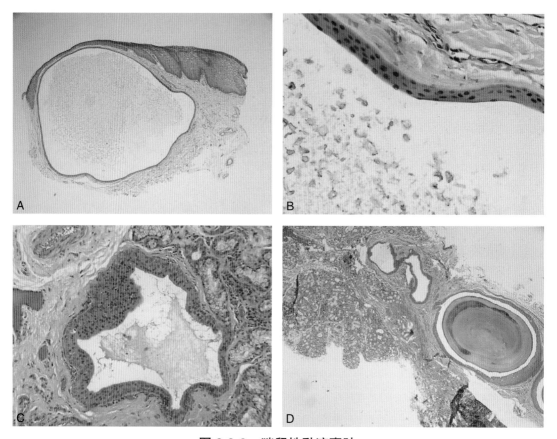

**图 2-8-8　潴留性黏液囊肿**

A. 浅在性潴留性黏液囊肿（HE 染色，40 倍）　B. 复层衬里上皮（HE 染色，400 倍）　C. 深在性潴留性黏液囊肿（HE 染色，200 倍）　D. 囊腔内含有结石（HE 染色，40 倍）

### （九）鳃裂囊肿

鳃裂囊肿的镜下特点如下（图 2-8-9）。

（1）囊壁衬里无特征性上皮组织，可为复层鳞状上皮，可伴有角化，也可以是假复层纤毛柱状上皮，或两者均有。

（2）纤维囊壁内含有大量淋巴样组织，可伴淋巴滤泡形成。

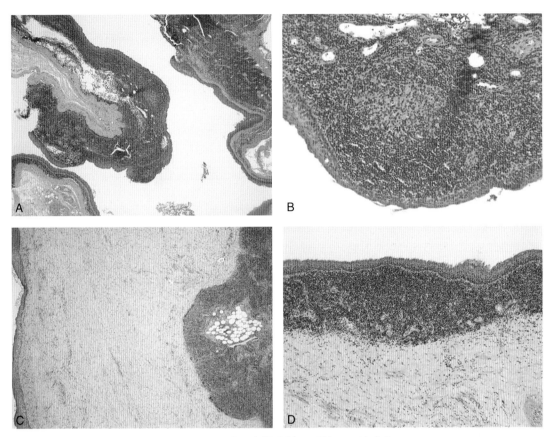

**图 2-8-9 鳃裂囊肿镜下观（HE 染色）**

A. 鳃裂囊肿囊壁内含有大量淋巴样组织（40 倍） B. 淋巴样组织形成淋巴滤泡（200 倍）
C. 衬里上皮与淋巴样组织之间距离较大（40 倍） D. 纤维囊壁内含有大量淋巴样组织，不伴有淋巴滤泡形成（100 倍）

# 三、作业

简绘牙源性角化囊肿示意图。

# 四、思考题

1. 简述口腔颌面部囊肿的分类及其病理学特征。
2. 牙源性角化囊肿术后容易复发的原因有哪些？

（李 茂 汤亚玲）

# 实验九　牙源性肿瘤

## 一、目的要求

（一）掌握常见牙源性肿瘤的病理特点及生物学行为,如成釉细胞瘤、牙源性腺样瘤、牙源性钙化上皮瘤、牙源性黏液瘤、牙瘤等。

（二）熟悉常见牙源性肿瘤的临床特点和组织发生。

## 二、实习内容

牙源性肿瘤是由成牙组织发生的一种肿瘤,包括牙源性上皮源性肿瘤、牙源性间叶源性肿瘤及牙源性上皮与间叶共同发生的肿瘤。

### （一）成釉细胞瘤

**1. 肉眼观察**　肿瘤使颌骨呈球形膨隆,骨皮质变薄甚至穿破。切面见肿瘤呈实性或多囊性,实性部分呈灰白色、质脆。囊性部分囊腔大小不等,囊腔内含黄色或褐色液体。肿瘤无明显包膜,常使牙齿移位或脱落(图 2-9-1A )。

**2. X 线表现**　肿瘤可表现为单房或多房性透射影,边界清楚,可见硬化带。肿瘤生长可致牙移位、牙根吸收(图 2-9-1B )。

**3. 镜下特点**(图 2-9-1C~ 图 2-9-1N )

组织学上,典型成釉细胞瘤的上皮岛或条索由两类细胞成分构成,一种为瘤巢周边的立方或柱状细胞,核呈栅栏状排列并远离基底膜(极性倒置),类似于成釉细胞或前成釉细胞;另一种位于瘤巢中央,排列疏松,呈多角形或星形,类似于星网状层细胞。但成釉细胞瘤的组织结构和细胞形态变异较大,可有多种表现。

（1）滤泡型:肿瘤形成孤立的上皮岛,其外周为柱状或立方状的细胞,单层栅栏状排列,细胞核远离基底膜(极性倒置),类似于成釉器的成釉细胞。中央细胞类似成釉器的星网状层细胞,由多边形细胞彼此疏松连接而成。上皮岛中央的星网状层常发生囊性变。

（2）丛状型:成釉细胞瘤中肿瘤性上皮呈条索状,互相连接成网状,条索的两侧由立方或柱状成釉细胞样细胞构成,中央类似星网状层的细胞较少。结缔组织间质常发生囊性变。

（3）棘皮瘤型:上皮岛内呈现广泛的鳞状化生,有时见角化珠形成。

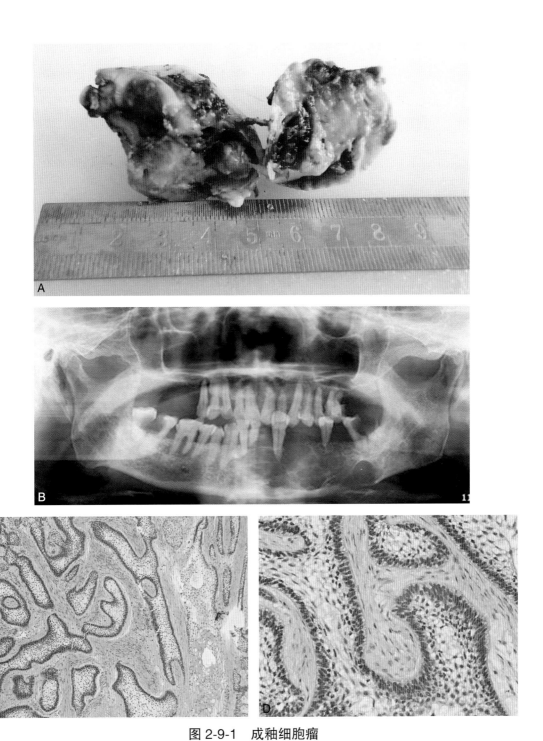

图 2-9-1 成釉细胞瘤

A. 大体标本 B. 全景片 C. 滤泡型（HE 染色,100 倍） D. 滤泡型（HE 染色,400 倍）

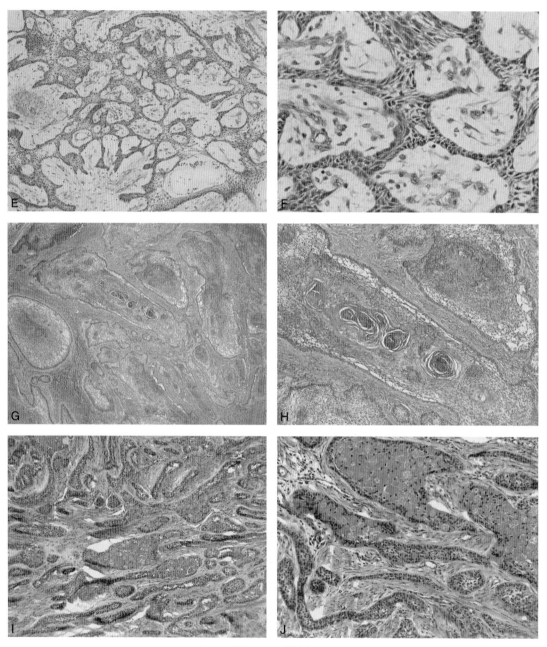

图 2-9-1（续）
E. 丛状型（HE 染色,100 倍） F. 丛状型（HE 染色,400 倍） G. 棘皮瘤型（HE 染色,40 倍）
H. 棘皮瘤型（HE 染色,100 倍） I. 颗粒细胞型（HE 染色,100 倍） J. 颗粒细胞型（HE 染色,200 倍）

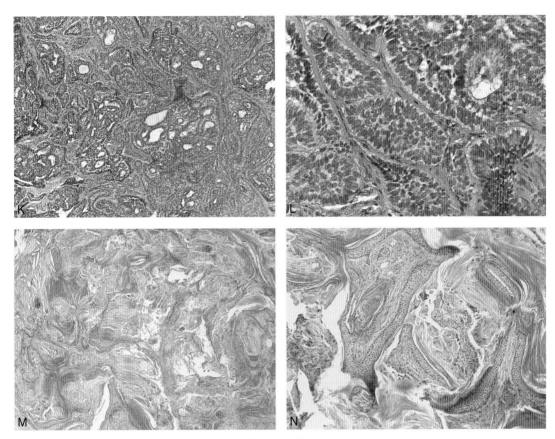

**图 2-9-1（续）**

K. 基底细胞型（HE 染色,100 倍）　L. 基底细胞型（HE 染色,400 倍）　M. 角化成釉细胞瘤（HE 染色,40 倍）　N. 角化成釉细胞瘤（HE 染色,100 倍）

（4）颗粒细胞型：成釉细胞瘤中肿瘤性上皮细胞发生广泛颗粒样变性,上皮岛内可见成片含有大量嗜酸性颗粒的上皮细胞,该颗粒为溶酶体。

（5）基底细胞型：肿瘤上皮密集成团或呈树枝状,细胞小而一致,缺乏星网状细胞分化。此型较少见,需与基底细胞癌和颌骨内腺样囊性癌相鉴别。

（6）角化成釉细胞瘤：角化成釉细胞瘤是一种罕见的组织学亚型,肿瘤内出现广泛角化。镜下肿瘤由多个充满角化物的微小囊肿构成,衬里上皮以不全角化为主,并伴有乳头状增生,因此又称为乳头状角化成釉细胞瘤。

## （二）外周型成釉细胞瘤

镜下特点：外周型成釉细胞瘤与骨内成釉细胞瘤镜下表现相同，肿瘤完全位于牙龈的结缔组织内（图 2-9-2）。

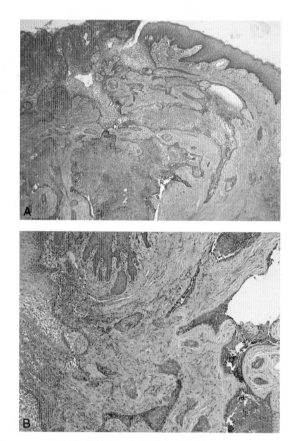

**图 2-9-2 骨外或外周型成釉细胞瘤镜下观（HE 染色）**
A. 肿瘤位于牙龈的结缔组织内（40 倍） B. 肿瘤位于牙龈的结缔组织内（100 倍）

## （三）单囊型成釉细胞瘤

单囊型成釉细胞瘤镜下特点如下（图 2-9-3）。

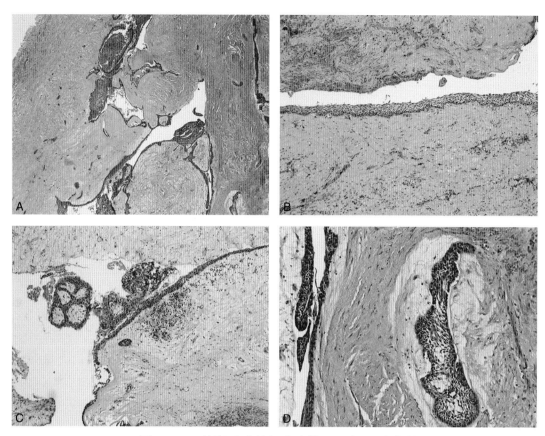

**图 2-9-3　单囊型成釉细胞瘤镜下观（HE 染色）**
A. 单囊型成釉细胞瘤（40 倍）　B. 单囊型成釉细胞瘤（Ⅰ型）（100 倍）　C. 单囊型成釉细胞瘤（Ⅱ型）（100 倍）　D. 单囊型成釉细胞瘤（Ⅲ型）（200 倍）

（1）第Ⅰ型为单纯囊性型,衬里上皮表现为成釉细胞瘤的典型特点。

（2）第Ⅱ型伴囊腔内瘤结节增殖,瘤结节多呈丛状型成釉细胞瘤特点。

（3）第Ⅲ型肿瘤的纤维囊壁内有肿瘤浸润岛,可伴或不伴囊腔内瘤结节增殖。

**（四）牙源性腺样瘤**

**1. 肉眼观察**　肿瘤较小,包膜完整,剖面呈囊性或实性。实性部分呈灰白色;囊性部分大小不等,腔内含黄色胶冻状物质或血性液体腔内可含牙。囊壁较厚,灰白色疏松的肿瘤组织黏附于内壁上。

**2. X 线表现**　肿瘤多表现为边界清楚的单房性透射影,常围绕一个阻生牙的牙冠,透射区中有时可见不透光的钙化颗粒（图 2-9-4A）。

**3. 镜下特点（图 2-9-4B~ 图 2-9-4D）**　肿瘤上皮可形成不同的结构。

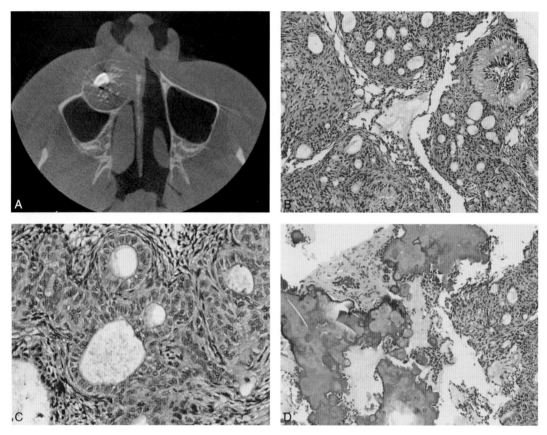

**图 2-9-4　牙源性腺样瘤**

A. CBCT 影像　B. 镜下肿瘤由腺管样结构和玫瑰花样结构构成（HE 染色，200 倍）　C. 立方状或柱状细胞形成腺管样结构，细胞核远离腔面，管腔内可含有嗜酸性物质和细胞碎屑（HE 染色，400 倍）　D. 肿瘤间质内可见钙化团块（HE 染色，200 倍）

（1）结节状实性细胞巢：由梭形或柱状的上皮细胞紧密排列成结节样，结节内细胞排列呈玫瑰花样结构或花瓣样、旋涡状结构，其中可见嗜酸性物质沉积。

（2）腺管样结构（假腺管）：立方状或柱状细胞形成环状的腺管样结构，胞核远离腔面。

（3）梁状或筛状结构：见于肿瘤的周边部或实性细胞巢之间。另外可见大小不规则的钙化灶。

（4）由多边形、嗜酸性鳞状细胞组成的小结节：小结节内鳞状细胞核呈轻度多形性，细胞间见有细胞间桥及钙化团块、淀粉样物质沉积。这些结构与牙源性钙化上皮瘤相似,因此称为"牙源性钙化上皮瘤样区"。

（5）肿瘤内有时还可见发育不良的牙本质,肿瘤间质成分较少。

### (五) 牙源性钙化上皮瘤

**1. 肉眼观察** 肿瘤使颌骨膨大,剖面呈灰白或灰黄色,实性,可见埋伏牙。

**2. X线表现** 肿瘤表现为不规则透射区内含大小不等的阻射性团块,透射区的周边与正常骨的分界较清楚,但骨硬化带不明显(图 2-9-5A)。

**3. 镜下特点** (图 2-9-5B~ 图 2-9-5E)

（1）肿瘤实质为多边形鳞状细胞组成的上皮团块,呈片状、岛状,偶有筛孔状。细胞质嗜酸,可见细胞间桥,核多形性明显,可见巨核、多核,但缺乏核分裂。

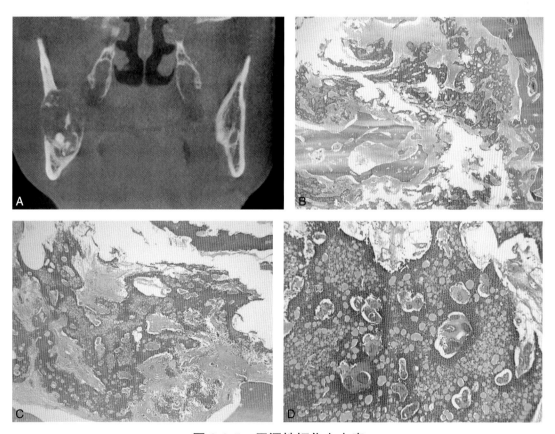

**图 2-9-5 牙源性钙化上皮瘤**
A. CBCT 示透射区内含大小不等的阻射性团块 B. 镜下观(HE 染色,12.5 倍) C. 镜下观(HE 染色,40 倍) D. 镜下观(HE 染色,100 倍)

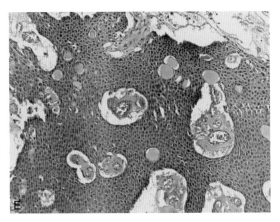

图 2-9-5　牙源性钙化上皮瘤

E. 镜下观（HE 染色，200 倍）

（2）肿瘤间质中基本上没有炎症反应，间质中可见嗜伊红的淀粉样物质沉积，淀粉样物质内常发生同心圆状成层钙化。

**（六）牙源性黏液瘤**

**1. 肉眼观察**　肿瘤使颌骨膨隆，骨皮质变薄甚至穿破，切面为灰白色半透明，质脆嫩，富有黏液，肿瘤边界不清，无明显包膜。

**2. X 线表现**　显示为多房性透射影，由大小不等的蜂窝状或囊状阴影组成，相互之间有薄的骨隔，界限不清（图 2-9-6A）。

**3. 镜下特点**（图 2-9-6B~ 图 2-9-6E ）

（1）瘤细胞呈梭形或星形，排列疏松，核卵圆形，染色深，偶见不典型核，大小形态不一，但核分裂罕见。

（2）瘤细胞间有大量淡蓝色黏液基质，肿瘤有时生长加快，可能是黏液基质堆积的结果。

（3）肿瘤内有时可见有少量散在的牙源性上皮剩余。

（4）肿瘤内纤维成分较多者，又称为纤维黏液瘤或黏液纤维瘤。

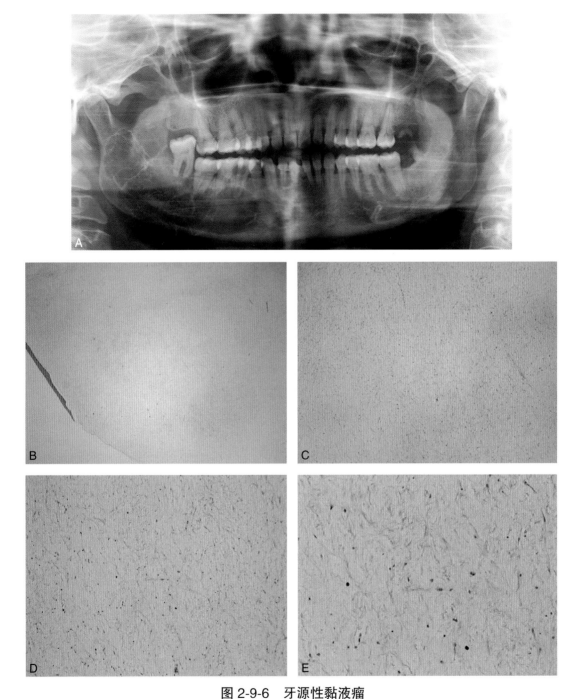

**图 2-9-6　牙源性黏液瘤**

A. 全景片　B. 镜下观（HE 染色，12.5 倍）　C. 镜下观（HE 染色，40 倍）　D. 镜下观（HE 染色，100 倍）　E. 镜下观（HE 染色，200 倍）

### （七）牙瘤

#### 1. 肉眼观察

（1）混合型牙瘤：一团钙化的硬组织，剖面见白色和浅黄色相间。

（2）组合型牙瘤：大小形态各异的牙样组织，常有包膜（图2-9-7A）。

#### 2. 影像学特征

（1）混合型牙瘤：X线片表现为境界清楚的放射透光区，其中可见放射阻射性结节状钙化物。

（2）组合型牙瘤：X线片显示形态及数目不一的牙样物质堆积在一起。

#### 3. 镜下特点（图2-9-7B~图2-9-7J）

（1）混合型牙瘤：牙釉质、牙本质、牙骨质及牙髓混乱排列，无典型的牙齿结构。

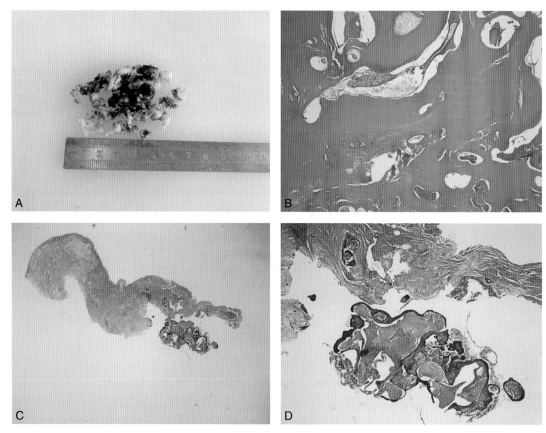

**图2-9-7　牙瘤**

A. 组合型牙瘤大体标本　B. 混合型牙瘤镜下观（HE染色，40倍）　C. 混合型牙瘤镜下观（HE染色，12.5倍）　D. 混合型牙瘤镜下观（HE染色，40倍）

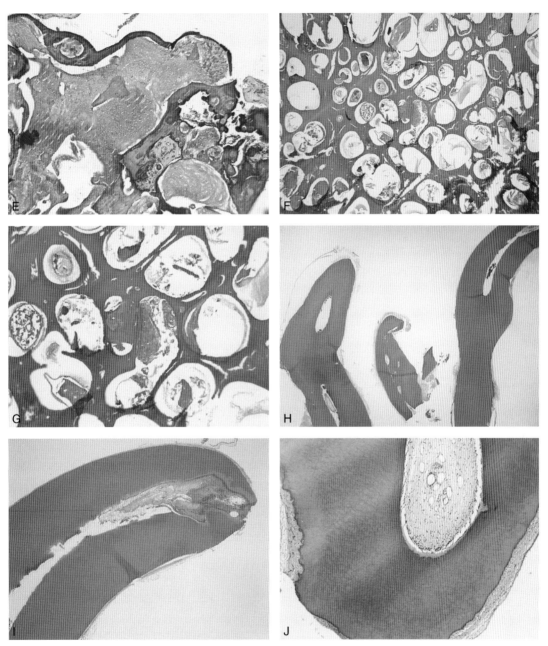

图 2-9-7（续）

E. 混合型牙瘤镜下观（HE 染色,100 倍） F. 混合型牙瘤镜下观（HE 染色,40 倍） G. 混合型牙瘤镜下观（HE 染色,100 倍） H. 组合型牙瘤镜下观（HE 染色,12.5 倍） I. 组合型牙瘤镜下观（HE 染色,40 倍） J. 组合型牙瘤镜下观（HE 染色,100 倍）

（2）组合型牙瘤：牙釉质、牙本质、牙骨质及牙髓的排列如同正常牙者为组合型牙瘤。

### （八）成釉细胞纤维瘤

**镜下特点**（图 2-9-8）

（1）上皮和间叶组织都是肿瘤成分。上皮成分类似成釉器，散在于类似牙乳头的富含细胞的黏液样基质中。

（2）肿瘤性上皮呈索条或团块状，周边为立方或者柱状细胞，类似于成釉细胞或前成釉细胞，中间细胞类似于星网状层细胞。

（3）间叶成分由较幼稚的结缔组织组成，细胞丰富，呈圆形或多角形，类似于牙胚的牙乳头细胞。在上皮与结缔组织之间的界面，有时可见狭窄的无细胞带，这类似于牙发育过程中所见的牙源性上皮和间叶组织之间的诱导现象。

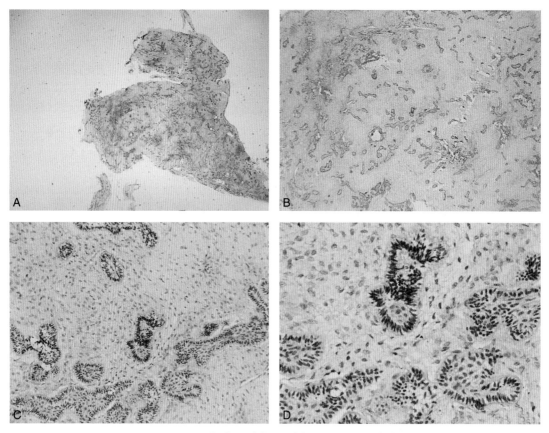

**图 2-9-8　成釉细胞纤维瘤镜下观（HE 染色）**
A. 上皮和间叶组织都是肿瘤成分（12.5 倍）　B. 上皮成分类似成釉器，散在于类似不成熟牙乳头的富含细胞的黏液样基质中（40 倍）　C. 200 倍　D. 400 倍

**（九）成牙骨质细胞瘤**

**1. X线表现**　肿瘤为界限清楚的致密团块,钙化团块周围有一带状放射透光区环绕（图 2-9-9A）。

**2. 镜下特点**（图 2-9-9B,图 2-9-9C）

（1）常包绕一颗牙的牙根并与之融合。

（2）由成牙骨质细胞和成熟的牙骨质团块组成。

（3）牙骨质团块为圆形或卵圆形矿化团块,位于陷窝中的是牙骨质细胞,可见强嗜碱性反折线。

（4）牙骨质团块的周边区为呈放射状排列的嗜酸性类牙骨质和围绕其边缘排列的成牙骨质细胞,以及血管丰富的疏松结缔组织。

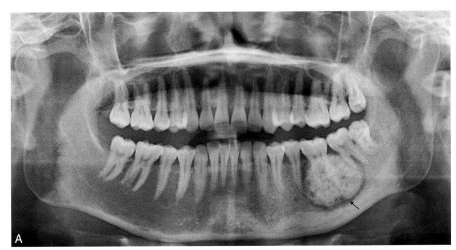

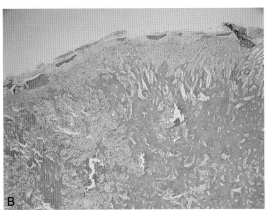
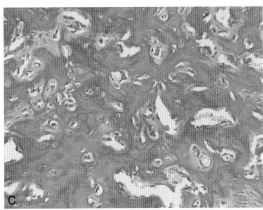

**图 2-9-9　成牙骨质细胞瘤**

A. X线片示 36 根尖可见界限清楚的致密团块,钙化团块周围有一带状放射透光区环绕
B. 牙骨质样团块呈片状排列镜下观（HE 染色,40 倍）　C. HE 染色,200 倍

## 三、作业

简绘成釉细胞瘤示意图。

## 四、思考题

1. 简述成釉细胞瘤的临床病理特征。
2. 简述牙源性腺样瘤的临床病理特征。

（李　茂　蒋鸿杰　汤亚玲）

# 实验十　唾液腺肿瘤

## 一、目的要求

（一）掌握常见唾液腺肿瘤的病理变化和生物学特征,熟悉其临床特征,如多形性腺瘤、Warthin 瘤、腺样囊性癌及黏液表皮样癌等。

（二）熟悉其他唾液腺肿瘤的临床病理特征及生物学特征,如基底细胞腺瘤、肌上皮瘤、上皮-肌上皮癌、恶性多形性腺瘤等。

## 二、实习内容

### （一）多形性腺瘤

**1. 肉眼观察**　肿瘤大小不等,表面呈结节状或分叶状,包膜完整或不完整,切面大部分呈灰白色实质性,其中可见半透明胶冻状区和浅蓝色软骨样区。有的可见大小不等的囊腔(图 2-10-1A )。

**2. 镜下特点**(图 2-10-1B~ 图 2-10-1H )

（1）包膜厚薄不一,部分肿瘤呈出芽性生长,复发瘤常呈多中心性生长。

（2）肿瘤由肿瘤性的上皮、肌上皮成分,黏液样组织和 / 或软骨样组织构成。

（3）肿瘤性上皮肌上皮成分排列成腺管样结构,腔面细胞为腺上皮细胞,立方状或柱状,外层为肌上皮细胞,单层或多层。腺腔内常有嗜酸性分泌物,为上皮性黏液。

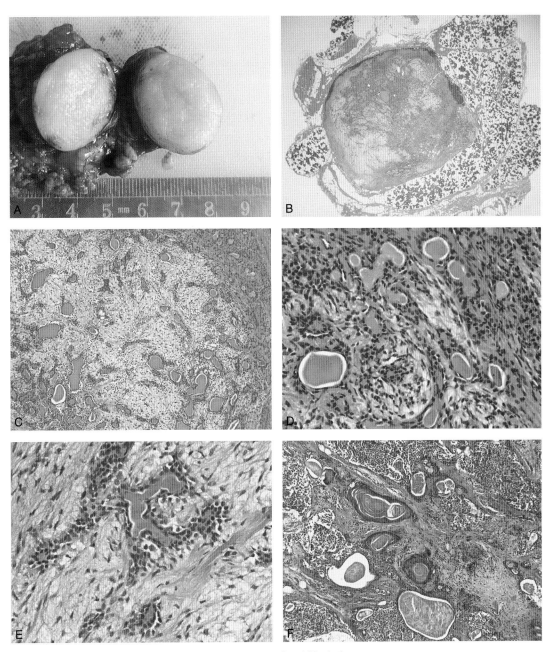

**图 2-10-1　多形性腺瘤**

A. 大体标本　B. 肿瘤包膜完整（HE 染色,12.5 倍）　C. 腺管样结构（HE 染色,100 倍）
D. 腺管样结构（HE 染色,400 倍）　E. 腺管样结构、上皮条索和黏液样组织（HE 染色,
400 倍）　F. 多形性腺瘤伴鳞状上皮化生（HE 染色,100 倍）

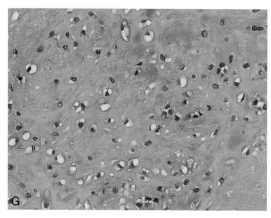
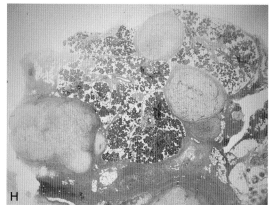

图 2-10-1（续）

G. 软骨样组织（HE 染色，400 倍）　H. 多形性腺瘤复发呈多中心生长（HE 染色，12.5 倍）

（4）肿瘤性上皮肌上皮成分排列成条索状、片状结构，以肌上皮细胞为主，形态多样，表现为梭形细胞、浆细胞样细胞、上皮样细胞及透明细胞。可有鳞状上皮化生。

（5）肿瘤性肌上皮细胞及其产物形成多样性的间质，包括黏液样组织和 / 或软骨样组织。黏液样组织呈淡蓝色，细胞呈星形或梭形，疏松排列；软骨样组织基质呈淡蓝色或淡红色均质状，其中散在软骨样陷窝和细胞。黏液样组织和软骨样组织相互移行，与上皮间界限不清，由于间质中胶原成分不等，组织形态可以是疏松的黏液样组织或致密的玻璃样变性。

（6）间质可有钙化、骨化。

**（二）Warthin 瘤**

**1. 肉眼观察**　肿瘤呈圆形或卵圆形，体积较小，包膜完整。切面呈红褐色或灰红色，可见囊性或裂隙状的潜在间隙。腔内有果酱样分泌物（图 2-10-2A）。

**2. 镜下特点**（图 2-10-2B~ 图 2-10-2D）

（1）肿瘤由腺上皮和淋巴样组织构成。

（2）腺上皮形成大小不等的腺腔或囊腔结构，有乳头突入囊腔。囊腔衬里的腺上皮细胞呈双层排列，近腔面细胞高柱状，细胞质丰富，强嗜酸性，核排列整齐。近基底侧细胞呈立方状，数目较少，核排列不整齐。

（3）间质为淋巴样组织，可见淋巴滤泡。

（4）包膜完整。

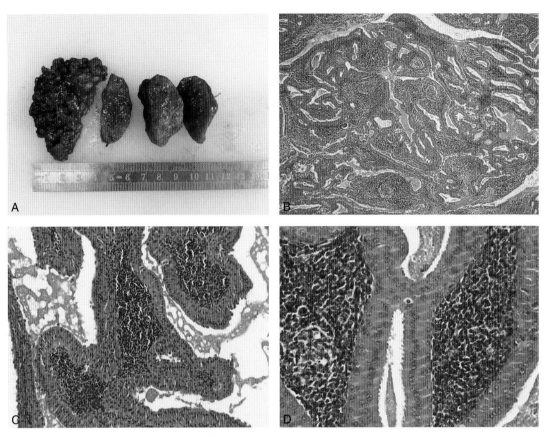

**图 2-10-2　Warthin 瘤**
A. 大体标本　B. 镜下观（HE 染色，100 倍）　C. 镜下观（HE 染色，200 倍）　D. 镜下观（HE 染色，400 倍）

### （三）腺样囊性癌

**1. 肉眼观察**　肿瘤无包膜，呈浸润性生长，切面坚实均匀。

**2. 镜下特点**（图 2-10-3）

（1）肿瘤由导管内衬细胞、肌上皮细胞及间质构成，以肌上皮细胞为主。导管内衬细胞形成腺管，为立方状或卵圆形，大小较一致，细胞质嗜酸性，细胞核圆形或卵圆形，空泡状，核仁明显。肌上皮细胞界限不清，细胞质少，大多透明或嗜伊红，细胞核大小较为一致，但细胞核形态多样，常常不规则，核深染。

（2）瘤细胞排列呈筛状、管状、实性片状（筛状型、管状型和实性型），特征性结构为筛状结构（注意区别假囊和真腔）。

（3）肿瘤呈浸润性生长，常侵犯神经。

（4）间质常有玻璃样变性。

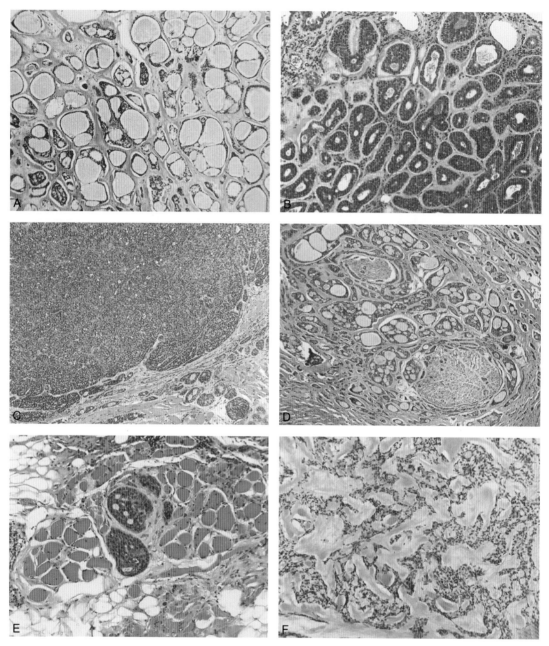

图 2-10-3　腺样囊腺癌镜下观（HE 染色）

A. 筛状型（100 倍）　B. 管状型（200 倍）　C. 实性型为主，右下角可见筛孔与假囊（100 倍）
D. 癌浸润神经（100 倍）　E. 癌侵犯肌肉（200 倍）　F. 广泛玻璃样变性（200 倍）

## （四）黏液表皮样癌

黏液表皮样癌的镜下特点如下（图 2-10-4）。

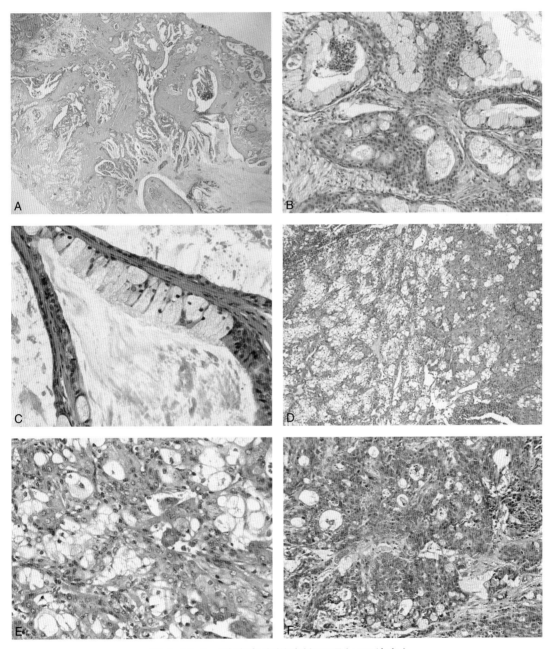

**图 2-10-4　黏液表皮样癌镜下观（HE 染色）**
A. 低级别（12.5 倍）　B. 低级别（200 倍）　C. 低级别（400 倍）　D. 中等级别（100 倍）
E. 中等级别（400 倍）　F. 高级别（200 倍）

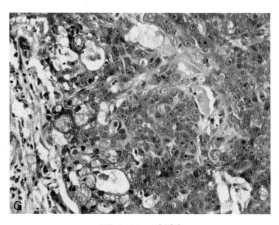

图 2-10-4（续）

G. 高级别（400 倍）

（1）肿瘤实质由黏液细胞、表皮样细胞和中间细胞组成。黏液细胞较大,柱状或杯状,细胞质丰富,呈淡蓝色透明网状,内含黏液,核位于基底部。表皮样细胞呈多边形,似鳞状上皮的棘细胞,细胞间桥少见。中间细胞其中一种似基底细胞,体积较小,呈立方状,细胞质少,胞核深染,圆形,大小较一致;另一部分中间细胞体积更大,大小形态介于基底样细胞和表皮样细胞之间,呈圆形或卵圆形,有时可见大片的透明细胞。

（2）肿瘤细胞形成不规则的片状和大小数目不等的腺腔或囊腔,囊腔内含有黏液。

（3）间质为纤维结缔组织,常见大量淋巴细胞浸润。

（4）肿瘤呈浸润性生长,常常无包膜。

（5）组织学分级根据囊性成分比例、黏液细胞比例、神经侵犯、坏死、核分裂数及间变确定。

**（五）恶性多形性腺瘤**

恶性多形性腺瘤的镜下特点如下（图 2-10-5）。

（1）良性多形性腺瘤的结构以及明确的恶性证据(注意癌的具体类型)。

（2）注意癌浸润深度［包膜内(原位癌)、包膜外 ≤ 1.5mm(微侵袭癌)、>1.5mm(侵袭性癌)］。

**（六）乳头状囊腺癌**

乳头状囊腺癌的镜下特点如下（图 2-10-6）。

（1）肿瘤细胞呈立方或圆形,细胞质丰富,核大,形态不一,可见核异型性和异常核分裂。

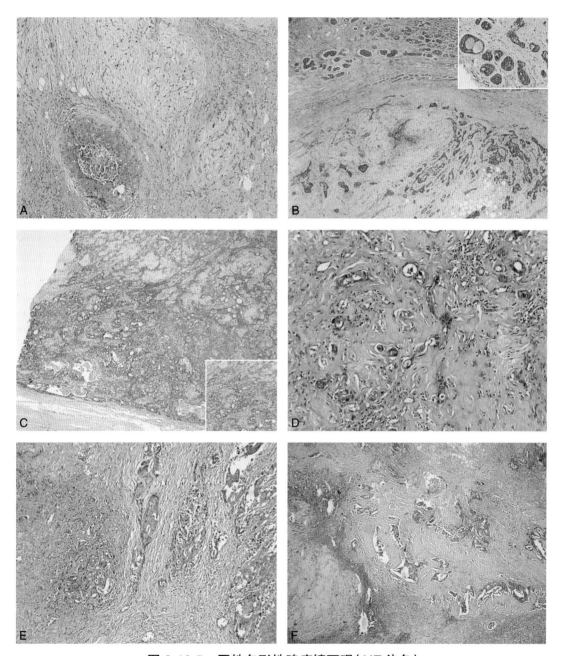

**图 2-10-5 恶性多形性腺瘤镜下观（HE 染色）**

A. 唾液腺导管癌在多形性腺瘤中（100 倍） B. 腺样囊性癌在多形性腺瘤中（40 倍）（插图
200 倍） C. 腺癌在多形性腺瘤中（原位癌）（40 倍）（插图 100 倍） D. 腺癌在多形性腺瘤
中及广泛玻璃样变性（200 倍） E. 腺癌在多形性腺瘤中有玻璃样变性及坏死（100 倍）
F. 腺癌在多形性腺瘤中（40 倍）

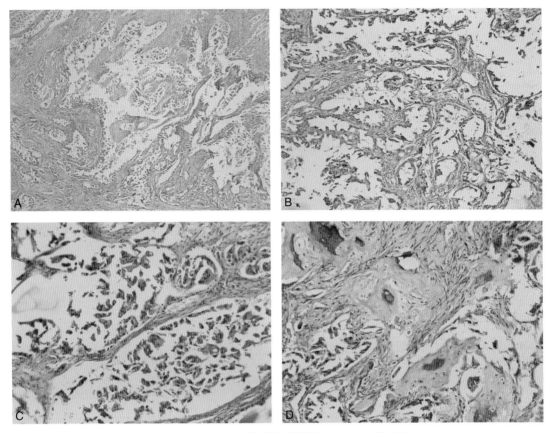

**图 2-10-6　乳头状囊腺癌镜下观（HE 染色）**
A. 40 倍　B. 100 倍　C. 200 倍　D. 400 倍

（2）肿瘤细胞形成大小不等的腺样结构，部分腺腔明显扩大成囊状。瘤细胞单层或多层排列紊乱，有的细胞形成乳头突向腔内。

（3）纤维间质中常有炎症细胞浸润。

### （七）基底细胞腺瘤

基底细胞腺瘤的镜下特点如下（图 2-10-7）。

（1）小的基底样细胞及少许导管内衬细胞排列呈实性片状、巢团、条索状及小管状，巢团和条索周边为矮柱状细胞，排列成栅栏状，形成实性型、小梁型及管状型。

（2）膜性型：肿瘤细胞团周围以及瘤细胞之间有厚的红染的玻璃样物质。

（3）基底细胞腺瘤注意与多形性腺瘤、腺样囊性癌相鉴别。

### （八）肌上皮瘤

肌上皮瘤的镜下特点如下（图 2-10-8）。

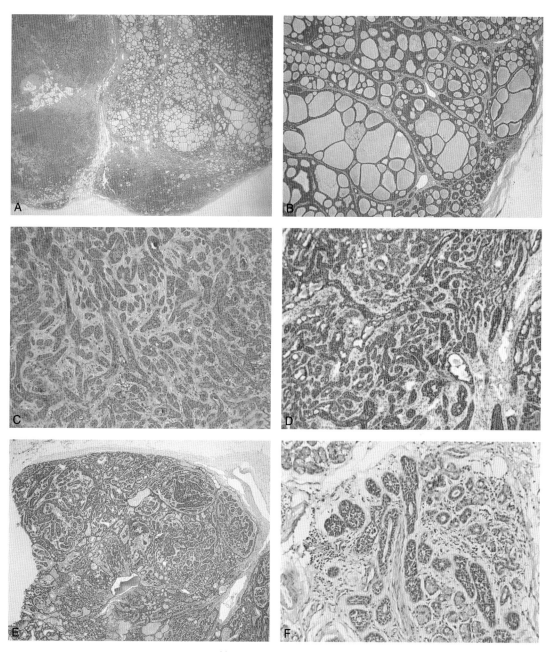

**图 2-10-7　基底细胞腺瘤镜下观（HE 染色）**

A. 需与腺样囊性癌鉴别（12.5 倍）　B. 筛状（40 倍）　C. 小梁型、小管型（100 倍）　D. 梁状条索中可见较多导管状结构（100 倍）　E. 包膜完整（40 倍）　F. 基底细胞腺瘤发生浸润时需考虑基底细胞腺癌（200 倍）

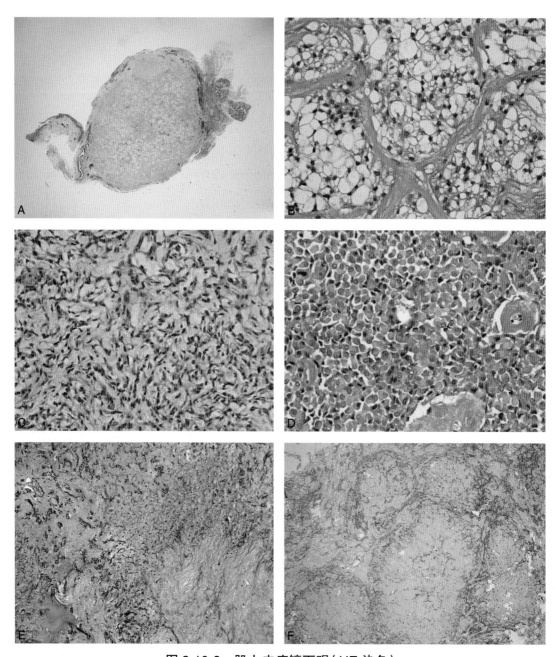

**图 2-10-8　肌上皮瘤镜下观（HE 染色）**

A. 包膜完整（12.5 倍）　B. 透明细胞样肌上皮细胞（400 倍）　C. 梭形细胞样肌上皮细胞（400 倍）　D. 浆细胞样肌上皮细胞（400 倍）　E. 黏液样基质丰富（100 倍）　F. 结节状生长（40 倍）

（1）肌上皮瘤几乎全部由肌上皮细胞构成，细胞形态多样，表现为梭形、浆细胞样、上皮样及透明细胞。肿瘤可以由一种形态的肌上皮细胞构成，也可以几种形态肌上皮细胞混杂（注意识别和区分各种类型的肌上皮细胞）。

（2）排列呈片状、岛状、条索状。

（3）常可见黏液样基质或玻璃样物质，是否有软骨样组织尚有争议。

（4）无或偶见导管样结构（<5%~10%）。

（5）常呈结节状生长。

（6）间质血管较丰富。

### （九）嗜酸性细胞腺瘤

嗜酸性细胞腺瘤的镜下特点如下（图 2-10-9）。

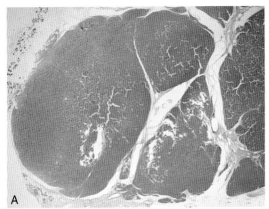
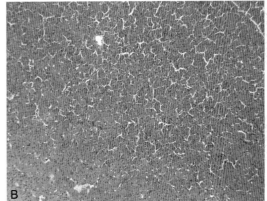
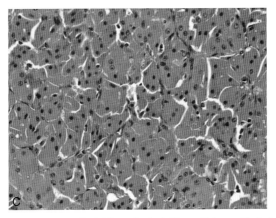

图 2-10-9　嗜酸性细胞腺瘤镜下观（HE 染色）
A. 12.5 倍　B. 100 倍　C. 400 倍

（1）肿瘤细胞主要为嗜酸细胞,其中一些肿瘤细胞较大,呈圆形、多边形或立方形,细胞膜清晰,胞质丰富,内含大量嗜伊红颗粒,胞核居中,椭圆形,空泡状,多为一个核仁,偶见双核,称为"明细胞"。

（2）另有一些细胞胞质呈鲜明嗜伊红染色,胞核浓缩,小而深染,称为"暗细胞"。

（3）排列成实性、片状或小梁状结构,偶见微囊、腺泡状或导管状结构。

（4）间质为稀疏的纤维结缔组织,富含血管,近包膜处常见不等量淋巴细胞,但不形成滤泡。

### （十）腺泡细胞癌

腺泡细胞癌的镜下特点如下（图 2-10-10）。

（1）肿瘤实质细胞有腺泡样细胞、闰管样细胞、空泡状细胞、透明细胞和非特异性腺样细胞。

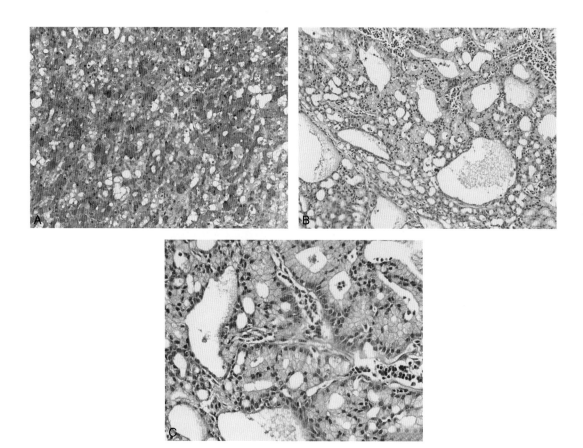

**图 2-10-10　腺泡细胞癌镜下观（HE 染色）**
A. 腺泡样细胞,含丰富的淡嗜碱性、颗粒状细胞质（200 倍）　B. 闰管样细胞,形成小腺腔样结构（200 倍）　C. 闰管样细胞和空泡样细胞（400 倍）

（2）腺泡样细胞呈圆形或多边形,内含微嗜碱性酶原颗粒,细胞核偏小、偏位。

（3）闰管样细胞呈立方状或矮柱状,微嗜伊红或双嗜性,均质状,细胞核位于细胞中央。

（4）空泡样细胞呈圆形或卵圆形,大小不一,内含数量不等的空泡,胞核固缩,常被挤压至细胞一侧。

（5）非特异性腺样细胞呈圆形或多边形,胞质为双嗜性或略嗜伊红,细胞核圆形,细胞界限不清楚,常呈合胞体样。

### （十一）上皮 - 肌上皮癌

上皮 - 肌上皮癌的镜下特点如下（图 2-10-11）。

（1）肿瘤由两种细胞构成,典型结构为双层管状结构。内层为闰管样上皮细胞,系单层立方细胞,胞质为致密的细颗粒状,胞核呈圆形,位于细胞中心或基

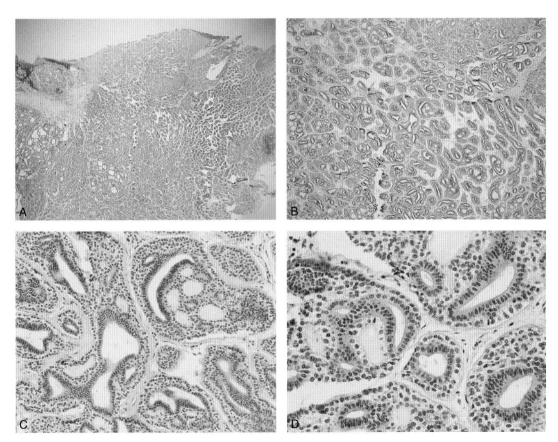

图 2-10-11　上皮 - 肌上皮癌镜下观（HE 染色）
A. 12.5 倍　B. 40 倍　C. 200 倍　D. 400 倍

底部;外层细胞为肌上皮细胞,单层或多层排列,细胞呈多边形,边界清楚,胞质呈特征性透明状,胞核为空泡状,稍偏中心,有时胞质内含微嗜伊红颗粒。

（2）导管大小不等,形态不规则,约20%的病例可见导管扩张形成囊腔,囊腔内有乳头突入。

（3）有的导管样结构较少,甚至完全由透明的肌上皮细胞构成,形成片状或实性团块结构。

（4）管状结构由基底膜样结构呈带状围绕,在实性区带状结构将透明细胞团分隔。

（5）一般情况,肿瘤细胞缺乏恶性表现,核分裂象少见。

（6）肿瘤团块中央凝固性坏死少见,肿瘤间质可发生玻璃样变性。

### （十二）唾液腺导管癌

唾液腺导管癌的镜下特点如下（图2-10-12）。

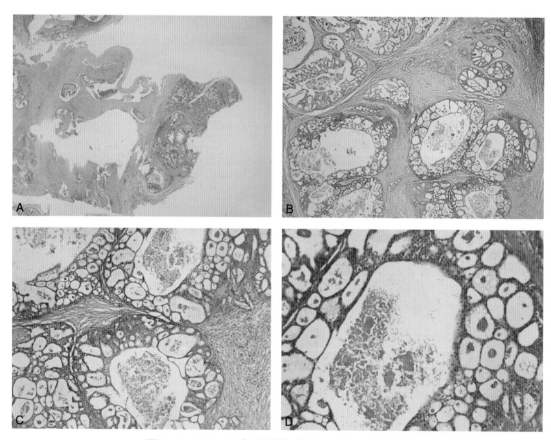

图 2-10-12　唾液腺导管癌镜下观（HE 染色）

A. 肿瘤无明显包膜（12.5 倍）　B. 肿瘤形成筛孔样结构（40 倍）　C. 肿瘤中央粉刺样坏死（100 倍）　D. 肿瘤细胞较大,有丰富的粉红色胞质（400 倍）

（1）肿瘤细胞较大，呈立方状或多边形，有明显的异型性，胞质丰富，内含嗜伊红颗粒。胞核较大，核仁明显，染色质粗，常见核分裂象。

（2）肿瘤细胞排列成实性上皮团，上皮团中央坏死形成"粉刺"样，这是此瘤的特征性表现。

（3）可见扩张的导管样结构，内衬上皮可见顶浆分泌；或导管上皮形成乳头状突起，缺乏纤维结缔组织轴心；有的乳头突起彼此连接成筛状，其筛状结构由导管上皮形成。

（4）各种组织学结构内可伴有砂粒体和鳞状细胞分化。

### （十三）淋巴上皮癌

淋巴上皮癌的镜下特点如下（图 2-10-13）。

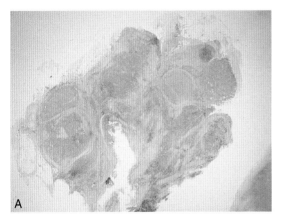
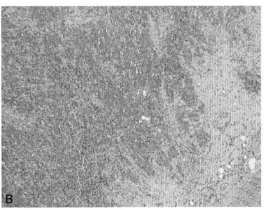
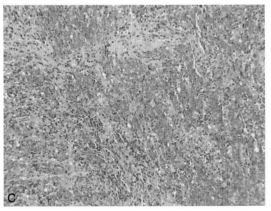

图 2-10-13 淋巴上皮癌镜下观（HE 染色）
A. 12.5 倍 B. 100 倍 C. 200 倍

（1）肿瘤细胞边界不清，呈合胞体外观，胞质微嗜伊红，细胞核较大，呈椭圆形，空泡状，核仁明显。

（2）多数情况下，胞核大小不一，偶尔胞核大小较一致，常见到坏死和有丝分裂象。

（3）肿瘤细胞排列成片状、岛状和条索状结构。有时肿瘤细胞较大，呈梭形，排列成束状。

（4）偶见局灶性鳞状细胞分化。

（5）有时肿瘤上皮岛内或周围间质有大量的淋巴细胞和浆细胞浸润，常伴反应性淋巴样滤泡形成。

（6）有时淋巴样成分特别显著，使肿瘤上皮不容易识别。

## 三、作业

简绘多形性腺瘤、Warthin 瘤或腺样囊性癌的示意图。

## 四、思考题

1. 多形性腺瘤患者扪之表面常呈结节状，如何用你的病理知识加以解释，有何临床意义？

2. 简述多形性腺瘤的临床、病理特征如何以及生物学特征。

3. 简述腺样囊性癌的形态特征如何，临床特征如何，和多形性腺瘤的病理诊断鉴别要点。

4. 简述黏液表皮样癌的组织形态及细胞分化与生物学特征的关系。

5. 简述多形性腺瘤和肌上皮瘤的病理诊断和鉴别诊断要点。

6. 简述多形性腺瘤和基底细胞腺瘤的病理诊断要点。

7. 从临床、病理角度谈谈良恶性多形性腺瘤的鉴别诊断。

8. 试比较多形性腺瘤和 Warthin 瘤的临床、病理和生物学特征。

9. 从临床、病理角度谈谈良恶性肌上皮肿瘤的鉴别要点。

（李　茂　汤亚玲　吴兰雁）

# 实验十一　其他组织来源的肿瘤和瘤样病变

## 一、目的要求

（一）掌握口腔鳞状细胞癌的临床和病理特点。

（二）掌握牙龈瘤的临床和病理特点。

（三）熟悉嗜酸性淋巴肉芽肿、血管瘤和神经鞘瘤的临床和病理特点。

## 二、实习内容

### （一）鳞状细胞癌

**1. 肉眼观察**　图 2-11-1A 示颊癌，黏膜表面溃烂，剖面灰白色、实性、界限不清。

**2. 镜下特点**（图 2-11-1B~ 图 2-11-1P ）

（1）浸润的巢状和条索状肿瘤细胞有不同程度的鳞状分化（包括细胞质嗜伊红、细胞间桥及角化珠形成）。

（2）侵袭性生长是鳞状细胞癌的首要特征：侵袭性表现为病变上皮不规则增生，通过基底膜到达上皮下结缔组织，可深达下层脂肪组织、肌肉或骨组织，并可能侵袭血管。

（3）根据肿瘤的恶性程度、细胞和细胞核的多形性以及细胞分裂活性等将口腔鳞状细胞癌分为高分化（Ⅰ级）、中分化（Ⅱ级）、低分化（Ⅲ级）三级：

高分化鳞状细胞癌：与正常鳞状上皮颇类似，即含有数量不等的基底细胞和具有细胞间桥的鳞状细胞，角化明显，核分裂象少，非典型核分裂和多核细胞极少，胞核和细胞多形性不明显。

中分化鳞状细胞癌：具有独特的核多形性和核分裂，包括非正常核分裂，角化不常见，细胞间桥不明显。

低分化鳞状细胞癌：以不成熟的细胞为主，有大量的正常或不正常的核分裂，角化非常少，细胞间桥几乎不能发现。

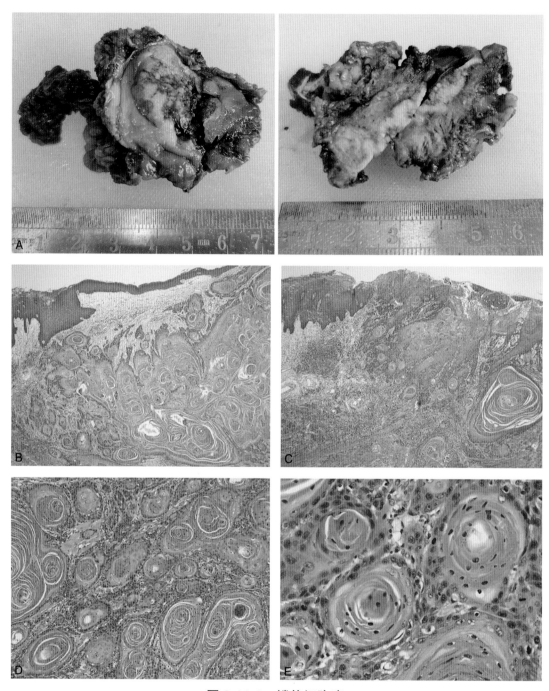

**图 2-11-1　鳞状细胞癌**

A. 颊部鳞状细胞癌大体标本　B、C. 高分化鳞状细胞癌镜下观（HE 染色，40 倍）　D. 高分化鳞状细胞癌镜下观（HE 染色，100 倍）　E. 高分化鳞状细胞癌镜下观（HE 染色，400 倍）

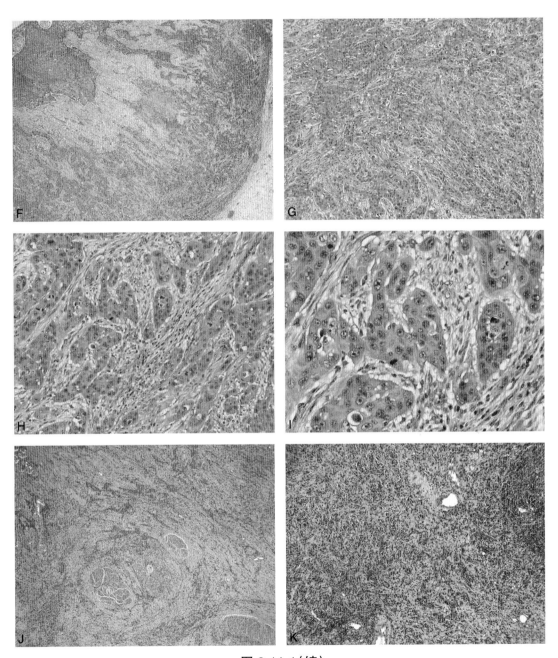

图 2-11-1（续）

F. 中分化鳞状细胞癌镜下观（HE 染色，40 倍）　G. 中分化鳞状细胞癌镜下观（HE 染色，100 倍）　H. 中分化鳞状细胞癌镜下观（HE 染色，200 倍）　I. 中分化鳞状细胞癌镜下观（HE 染色，400 倍）　J. 低分化鳞状细胞癌镜下观（HE 染色，40 倍）　K. 低分化鳞状细胞癌镜下观（HE 染色，100 倍）

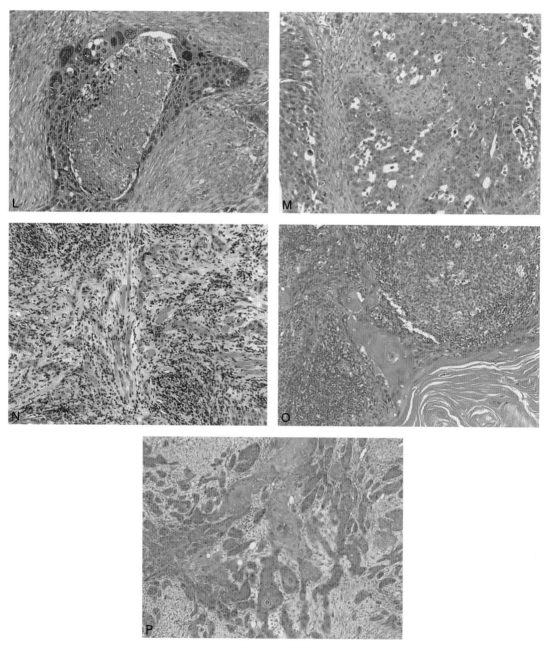

图 2-11-1（续）

L. 低分化鳞状细胞癌镜下观（HE 染色，200 倍）　M. 低分化鳞状细胞癌镜下观（HE 染色，400 倍）　N. 肿瘤细胞浸润肌肉组织镜下观（HE 染色，200 倍）　O. 淋巴结转移镜下观（HE 染色，200 倍）　P. 鳞状细胞癌镜下观（HE 染色，100 倍）

（二）口腔黏膜疣状癌

1. **肉眼观察**　境界清楚的广基的外生性疣状肿块,质较硬(图 2-11-2A)。

2. **镜下特点**(图 2-11-2B,图 2-11-2C)

（1）由分化良好的伴有明显角化的鳞状上皮构成,上皮较厚,呈球棒形乳头状,并呈圆钝状突入间质内。

（2）鳞状上皮缺乏恶性的细胞学特征,形态上大于鳞状细胞癌的细胞,核分裂象少见且位于基底层,有时可见上皮内微小脓肿。

（3）常通过推挤式的生长方式侵犯间质。

（4）间质内炎症细胞浸润。

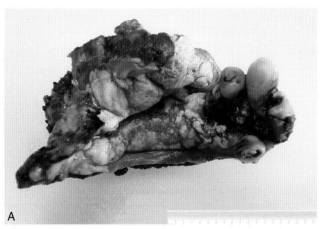

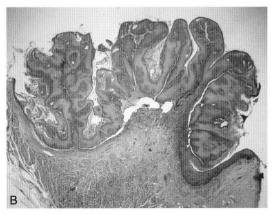
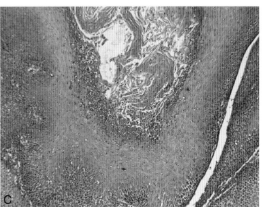

**图 2-11-2　疣状癌**
A. 大体标本　B. 镜下观(HE 染色,12.5 倍)　C. 镜下观(HE 染色,100 倍)

## （三）纤维性龈瘤

纤维性龈瘤的镜下特点如下（图 2-11-3）。

（1）牙龈黏膜固有层胶原纤维大量增生，交错排列。

（2）增生的纤维间慢性炎症细胞浸润，被覆黏膜上皮呈假上皮瘤样增生。

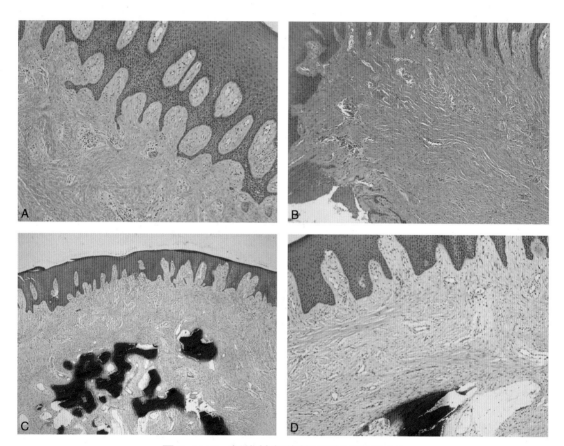

**图 2-11-3　纤维性龈瘤镜下观（HE 染色）**

A. 假上皮瘤样增生（100 倍）　B. 纤维增生（200 倍）　C. 骨化（40 倍）　D. 骨化（100 倍）

## （四）血管性龈瘤

血管性龈瘤的镜下特点如下（图 2-11-4）。

（1）血管内皮细胞增生呈实性片状或条索状。

（2）间质水肿伴炎症细胞浸润。

## （五）巨细胞性龈瘤

巨细胞性龈瘤的镜下特点如下（图 2-11-5）。

（1）在富于细胞和血管的间质中，有灶性分布的破骨细胞样的多核巨细胞。

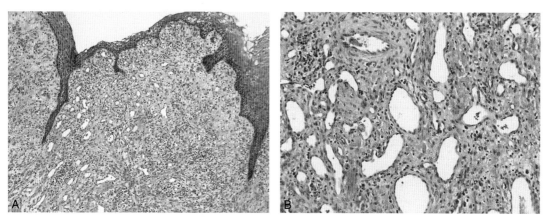

**图 2-11-4　血管性龈瘤镜下观（HE 染色）**
A. 黏膜下方血管增生（100 倍）　B. 血管扩张、充血（200 倍）

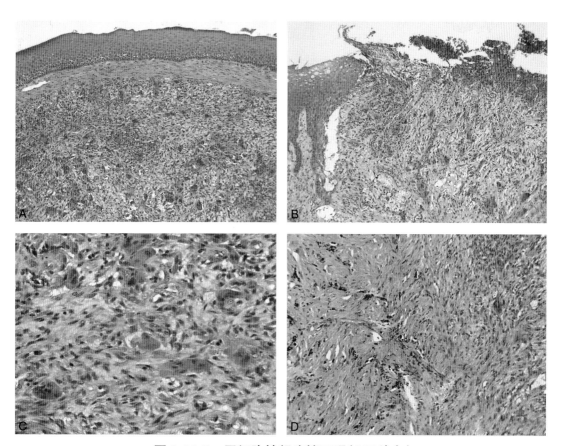

**图 2-11-5　巨细胞性龈瘤镜下观（HE 染色）**
A. 巨细胞龈瘤（100 倍）　B. 巨细胞龈瘤伴溃疡（100 倍）　C. 巨细胞（400 倍）　D. 含铁血黄素沉积（200 倍）

（2）病变区与覆盖的鳞状上皮之间有纤维组织间隔。

（3）常伴灶性出血及含铁血黄素沉积。

### （六）婴儿血管瘤

婴儿血管瘤的镜下特点（图2-11-6）：增生期血管瘤以增生性的内皮细胞构成明确的、无包膜的小叶。

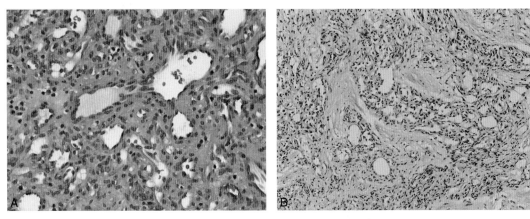

图2-11-6　婴儿血管瘤镜下观（HE染色）
A. 400倍　B. 200倍

### （七）分叶状毛细血管瘤

分叶状毛细血管瘤的镜下特点（图2-11-7）：增生的内皮细胞构成小叶，纤维间隔分隔病变。

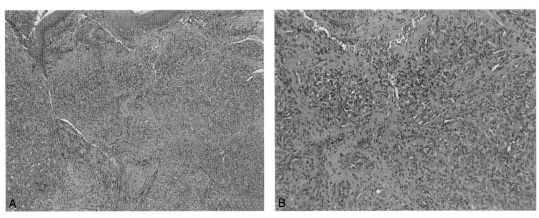

图2-11-7　分叶状毛细血管瘤镜下观（HE染色）
A. 100倍　B. 200倍

### （八）海绵状血管瘤

海绵状血管瘤的镜下特点（图 2-11-8）：多量薄壁血管构成，血管腔大小悬殊不规则，管腔相互吻合，腔内充满血液。

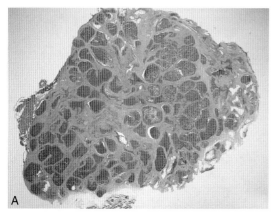
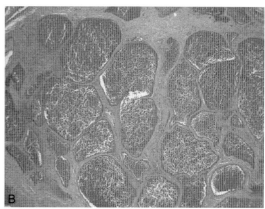
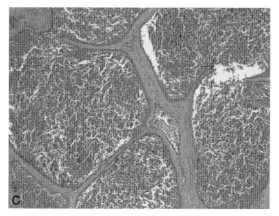

图 2-11-8　海绵状血管瘤镜下观（HE 染色）
A. 12.5 倍　B. 40 倍　C. 100 倍

### （九）淋巴管瘤

淋巴管瘤的镜下特点（图 2-11-9）：舌黏膜下有大量扩张的淋巴管，管壁薄，内衬一层内皮细胞，腔内含淋巴液及少数淋巴细胞。

### （十）鳞状细胞乳头状瘤

鳞状细胞乳头状瘤的镜下特点如下（图 2-11-10）。

（1）病变为外生性，增生的复层鳞状上皮呈指状突起，其中心为血管结缔组织支持。

（2）上皮表层通常有不全角化或正角化，也可能无角化。

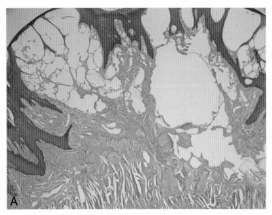
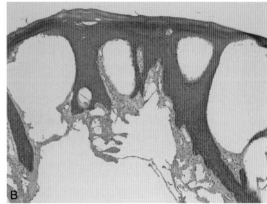

图 2-11-9　舌淋巴管瘤镜下观（HE 染色）

A. 40 倍　B. 100 倍

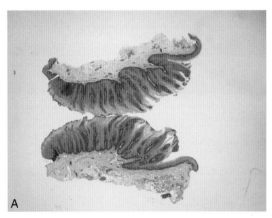
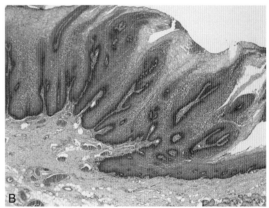

图 2-11-10　鳞状细胞乳头状瘤镜下观（HE 染色）

A. 12.5 倍　B. 40 倍

### （十一）纤维上皮息肉

纤维上皮息肉的镜下特点如下（图 2-11-11）。

（1）病变由致密、相对无血管和少细胞的纤维组织构成，类似一种瘢痕，通常无炎症细胞浸润。

（2）表面覆盖一层复层鳞状上皮。

### （十二）嗜酸性淋巴肉芽肿

嗜酸性淋巴肉芽肿的镜下特点如下（图 2-11-12）。

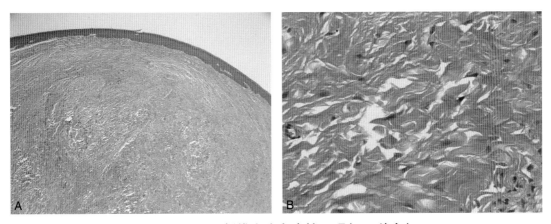

图 2-11-11　纤维上皮息肉镜下观（HE 染色）
A. 40 倍　B. 400 倍

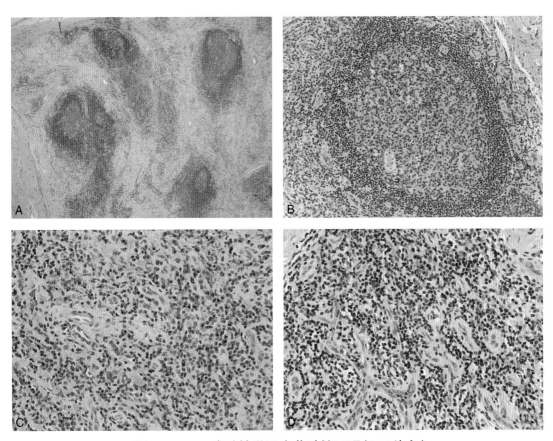

图 2-11-12　嗜酸性淋巴肉芽肿镜下观（HE 染色）
A. 炎性肉芽组织（40 倍）　B. 淋巴滤泡（200 倍）　C. 大量嗜酸性粒细胞浸润（400 倍）
D. 少量嗜酸性粒细胞浸润（400 倍）

（1）在炎性肉芽组织的背景上可见大量嗜酸性粒细胞呈灶性聚集，淋巴细胞浸润。

（2）血管和血管内皮细胞增生，血管壁增厚呈洋葱皮样。

## 三、作业

简绘口腔鳞状细胞癌示意图。

## 四、思考题

1. 明确肿瘤和瘤样病变的不同。肿瘤是指机体在各种致瘤因素作用下，局部组织的某个细胞在基因水平上失去对其生长的正常调控，导致其克隆性异常增生而形成的新生物。具有生长超过正常组织、与机体不协调、刺激因素停止后仍继续过度生长的特征。瘤样病变具有肿瘤的某些特征（如形成肿块），但本质上为炎症或其他非肿瘤性增生性疾病，请明确本实验介绍的疾病是肿瘤还是瘤样病变。

2. 简述口腔鳞状细胞癌的临床和病理特征。

3. 简述口腔鳞状细胞癌浸润前沿学说的内容和临床意义。

4. 影响口腔鳞状细胞癌预后的因素有哪些？

（李　茂　汤亚玲）

# 实验十二　免疫组织化学技术

## 一、目的要求

（一）掌握免疫组织化学技术的原理。

（二）熟悉免疫组织化学技术的流程。

## 二、实习内容

### （一）免疫组织化学技术的概念

免疫组织化学技术是利用抗原与抗体特异性结合的原理，通过化学反应使标记抗体的显色剂显色来确定组织细胞内的抗原，对其进行定位、定性及半定量的研究。

### （二）免疫组织化学技术实验样本

用于实验的样本主要分为组织标本和细胞标本两大类,前者包括石蜡切片(病理切片和组织芯片)和冰冻切片,后者包括组织印片、细胞爬片和细胞涂片。

### （三）石蜡组织切片免疫组化规程（SP法）

（1）组织切片置于二甲苯中浸泡10分钟,移入另一二甲苯后再浸泡10分钟。

（2）无水乙醇中浸泡10分钟;移入另一无水乙醇后再浸泡10分钟。

（3）95%乙醇中浸泡5~10分钟。

（4）80%乙醇中浸泡5~10分钟。

（5）蒸馏水洗10分钟,2次。

（6）切片浸入3%$H_2O_2$水溶液,室温避光静置20分钟。

（7）蒸馏水洗1次10分钟;PBS洗2~3次各5分钟。

（8）抗原修复:加入0.01mol/L枸橼酸钠缓冲溶液(pH=6.0),没过切片,将修复液加温,再放入需修复的切片。盖上不锈钢高压锅的盖子,至排气开始计时,3分钟后,去除热源,置入凉水中,当小阀门沉下去后打开盖子。自然冷却到室温。PBS洗2~3次各5分钟。

（9）滴加正常山羊血清封闭液,室温20分钟。倾去多余液体。不洗。

（10）滴加一抗50μL/切片,置入湿盒,37℃2小时。PBS洗3次各5分钟。

（11）滴加生物素化二抗40~50μL/切片,置入湿盒,37℃45分钟。PBS洗3次各5分钟。

（12）滴加辣根过氧化物酶标记的链霉亲和素40~50μL/切片,置入湿盒,37℃45分钟。PBS洗3次各5分钟。

（13）新鲜配制DAB显色剂,40~50μL/切片,在显微镜下掌握染色反应,可见细胞内呈现棕黄色颗粒样着色。

（14）PBS或自来水洗,终止显色。

（15）自来水洗10分钟,苏木精复染1~2分钟,盐酸酒精分色10~20秒。自来水冲洗10~15分钟。

（16）脱水、透明、封片、镜检。

### （四）口腔鳞状细胞癌的免疫组织化学染色（图2-12-1）

### （五）唾液腺腺样囊性癌的免疫组织化学染色（图2-12-2）

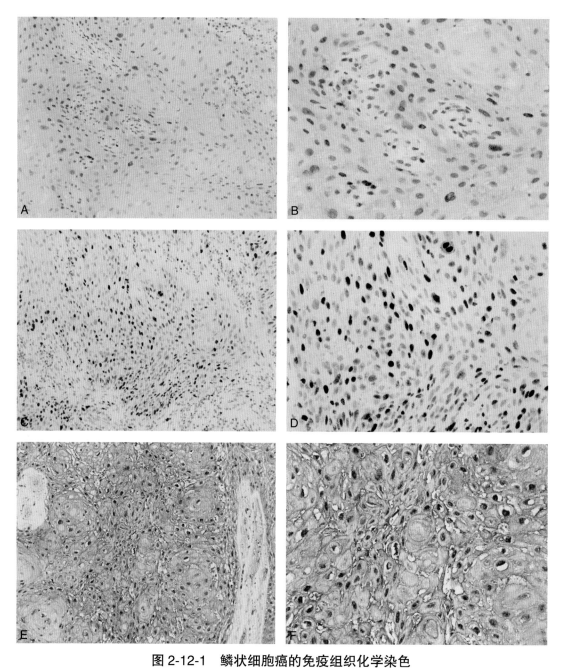

图 2-12-1　鳞状细胞癌的免疫组织化学染色

A. CyclinD1（200 倍）　B. CyclinD1（400 倍）　C. Ki-67（200 倍）　D. Ki-67（400 倍）　E. P16（200 倍）　F. P16（400 倍）

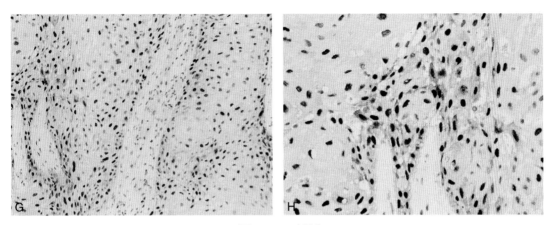

图 2-12-1(续)

G. P53（200 倍）　H. P53（400 倍）

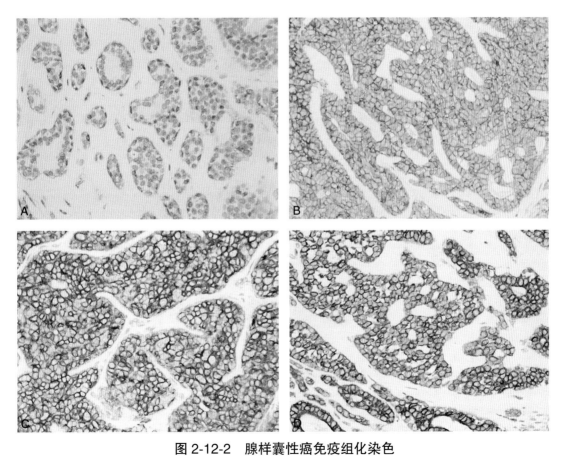

图 2-12-2　腺样囊性癌免疫组化染色

A. Calponin（SP 法,400 倍）　B. CD117（SP 法,400 倍）　C. CK5/6（SP 法,400 倍）　D. CK7
（SP 法,400 倍）

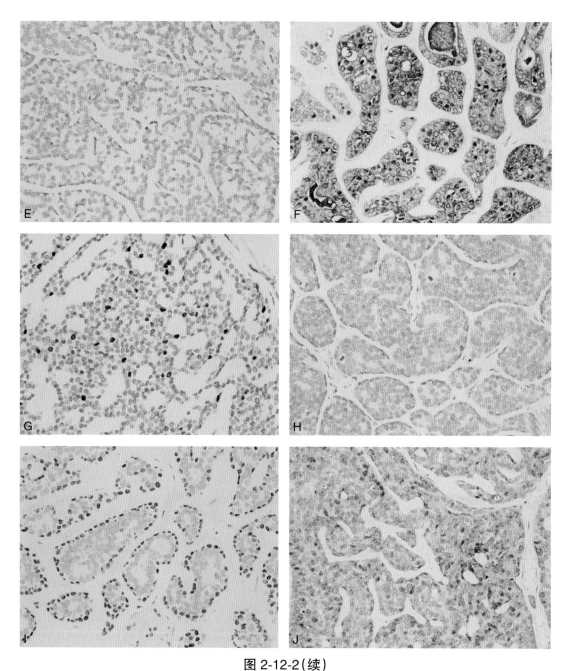

**图 2-12-2（续）**

E. DOG-1（SP 法,400 倍）　F. EMA（SP 法,400 倍）　G. Ki-67（SP 法,400 倍）　H. Mamaglobin
（SP 法,400 倍）　I. P63（SP 法,400 倍）　J. S-100（SP 法,400 倍）

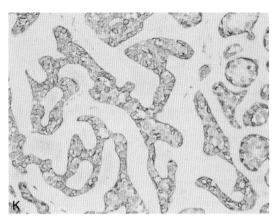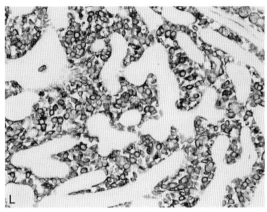

**图 2-12-2（续）**

K. SMA（SP 法，400 倍）　L. Vimentin（SP 法，400 倍）

## 三、操作要点

1. 石蜡切片标本在进行 IHC 染色时，需要先进行抗原修复，即用甲醛固定时分子之间所形成的交联破坏，而恢复抗原的原有空间形态。

2. 正式实验前需要进行预实验，在预实验中可以完成如下内容：一抗工作浓度的确定；二抗工作浓度的确定（如果使用的不是即用型二抗）；确定抗原修复条件和修复时间；熟悉免疫组化操作步骤；估计显色时间以及明确免疫组化染色定位。

3. 显色时一定要在显微镜下观察，注意控制背景不要着色，避免假阳性的存在。

（李　茂　汤亚玲）

# 参考文献

1. CONRADS G, ABOUT I. Pathophysiology of Dental Caries. Monogr Oral Sci, 2018, 27:1-10.

2. HICKS J, GARCIA-GODOY F, FLAITZ C. Biological factors in dental caries: role of saliva and dental plaque in the dynamic process of demineralization and remineralization (part 1). J Clin Pediatr Dent, 2003, 28(1):47-52.

3. ZERO D T. Dental caries process. Dent Clin North Am, 1999, 43(4):635-664.

4. HAYS K. Advances in caries management. Dent Assist, 2009, 78(3):38-48.

5. GALLER K M, WEBER M, Korkmaz Y, et al. Inflammatory Response Mechanisms of the Dentine-Pulp Complex and the Periapical Tissues. Int J Mol Sci, 2021, 22(3):1480.

6. MARTIN F E. Carious pulpitis: microbiological and histopathological considerations. Aust Endod J, 2003, 29(3):134-137.

7. RICUCCI D, LOGHIN S, NIU L N, et al. Changes in the radicular pulp-dentine complex in healthy intact teeth and in response to deep caries or restorations: A histological and histobacteriological study. J Dent, 2018, 73:76-90.

8. KASSA D, DAY P, HIHG A, et al. Histological comparison of pulpal inflammation in primary teeth with occlusal or proximal caries. Int J Paediatr Dent, 2009, 19(1):26-33.

9. RAYNER J A, SOUTHAM J C. Pulp changes in deciduous teeth associated with deep carious dentine. J Dent, 1979, 7(1):39-42.

10. ALOTAIBI O, ALSWAYYED S, ALSHAGROUD R, et al. Evaluation of concordance between clinical and histopathological diagnoses in periapical lesions of endodontic origin. J Dent Sci. 2020. 15(2):132-135.

11. MYCIŃSKI P, DOBROŚ K, KACZMARZYK T, et al. Assessment of conformity between clinical (radiological) and histopathological diagnoses of chronic inflammatory periapical lesions treated with apicoectomy. Clinical and histopathological diagnoses of periapical lesions.

Research article. Folia Med Cracov, 2020, 60(4):103-111.

12. RUDMAN J, H E J, JALALI P, et al. Prevalence of Nonendodontic Diagnoses in Periapical Biopsies: A 6-year Institutional Experience [published online ahead of print, 2022 Jul 14]. J Endod, 2022, S0099-2399(22)00466-6.

13. MEILER TF, GARBER K, SCHEPER M. A review of common oral pathology lesions, with a focus on periodontology and implantology. J Evid Based Dent Pract, 2012, 12(3 Suppl):254-262.

14. HIGHFIELD J. Diagnosis and classification of periodontal disease. Aust Dent J, 2009, 54 Suppl 1:S11-S26.

15. KITAMURA M, MOCHIZUKI Y, MIYATA Y. Pathological Characteristics of Periodontal Disease in Patients with Chronic Kidney Disease and Kidney Transplantation. Int J Mol Sci, 2019, 20(14):3413.

16. KAJIYA M, KURIHARA H. Molecular Mechanisms of Periodontal Disease. Int J Mol Sci, 2021, 22(2):930.

17. STALLARD R E. Periodontal disease and its relationship to pulpal pathology. Parodontol Acad Rev, 1968, 2(2):80-86.

18. VILLA A, SONIS S. Oral leukoplakia remains a challenging condition. Oral Dis, 2018, 24 (1-2):179-183.

19. ALRASHDAN M S, CIRILLO N, MCCGH M. Oral lichen planus: a literature review and update. Arch Dermatol Res, 2016, 308(8):539-551.

20. CHENG Y S, GOULD A, KURAGO Z, et al. Diagnosis of oral lichen planus: a position paper of the American Academy of Oral and Maxillofacial Pathology. Oral Surg Oral Med Oral Pathol Oral Radiol, 2016, 122(3):332-354.

21. GIANNETTI L, GENERALI L, BERTOLDI C. Oral pemphigus. G Ital Dermatol Venereol, 2018, 153(3):383-388.

22. SULTAN A S, VILLA A, SAAVEDRA A P, et al. Oral mucous membrane pemphigoid and pemphigus vulgaris-a retrospective two-center cohort study. Oral Dis, 2017, 23(4):498-504.

23. MANOCHA A, TIRUMALAE R. Histopathology of Pemphigus Vulgaris Revisited. Am J Dermatopathol, 2021, 43(6):429-437.

24. RANGINWALA A M, CHALISHZAR M M, PANJAa P, et al. Oral discoid lupus

erythematosus：A study of twenty-one cases. J Oral Maxillofac Pathol，2012，16（3）：368-373.

25. SCHIÖDT M，HALBERG P，HENTZER B. A clinical study of 32 patients with oral discoid lupus erythematosus. Int J Oral Surg，1978，7（2）：85-94.

26. GASMI BENAHMED A，NOOR S，MENZELL A，et al. Oral Aphthous：Pathophysiology，Clinical Aspects and Medical Treatment. Arch Razi Inst，2021，76（5）：1155-1163.

27. AMADORI F，BARDELLINI E，CONTI G，et al. Oral mucosal lesions in teenagers：a cross-sectional study. Ital J Pediatr，2017，43（1）：50.

28. HELLSTEIN J W，MAREKK C L. Candidiasis：Red and White Manifestations in the Oral Cavity. Head Neck Pathol，2019，13（1）：25-32.

29. SKÁLOVÁ A，HYRCZA M D，LEIVO I. Update from the 5th Edition of the World Health Organization Classification of Head and Neck Tumors：Salivary Glands. Head Neck Pathol，2022，16（1）：40-53.

30. VERED M，DAYAN D. Histochemical，immunohistochemical and cytogenetic markers in salivary gland tumor pathology. Future Oncol，2007，3（1）：49-53.

31. ZACCARINI D J，KHURANA K K. Incidence of Non-Salivary Gland Neoplasms in Patients with Warthin Tumor：A Study of 73 Cases. Head Neck Pathol，2020，14（2）：412-418.

32. HERNANDEZ-PRERA J C，SKÁLOVÁ A，FRANCHI A，et al. Pleomorphic adenoma：the great mimicker of malignancy. Histopathology，2021，79（3）：279-290.

33. GILL S，MOHAN A，AGGARWAL S，et al. Mucoepidermoid carcinoma of hard palate. Indian J Pathol Microbiol，2018，61（3）：397-398.

34. COCA-PELAZ A，RODRIGO J P，BRADLEY P J，et al. Adenoid cystic carcinoma of the head and neck--An update. Oral Oncol，2015，51（7）：652-661.

35. NAKAGURO M，TADA Y，FAQUIN W C，et al. Salivary duct carcinoma：Updates in histology，cytology，molecular biology，and treatment. Cancer Cytopathol，2020，128（10）：693-703.

36. MAINVILLE G N，TURGEON D P，KAUZMAN A. Diagnosis and management of benign fibro-osseous lesions of the jaws：a current review for the dental clinician. Oral Dis，2017，23（4）：440-450.

37. CHI A C，DAY T A，NEVILLE B W. Oral cavity and oropharyngeal squamous cell carcinoma--an update. CA Cancer J Clin，2015，65（5）：401-421.

38. 高岩．口腔组织病理学．8 版．北京：人民卫生出版社，2020.

39. 钟鸣，王洁．口腔医学　口腔病理科分册．北京：人民卫生出版社，2016.

40. 李铁军．临床病理诊断与鉴别诊断：口腔颌面部疾病．北京：人民卫生出版社，2020.

41. 李铁军．颌骨肿瘤实例图谱及临床病理精要．北京：人民军医出版社，2011.